血管疾病腔内治疗围手术期的评估及处置

汤敬东 编 著

中国协和医科大学出版社
北 京

图书在版编目（CIP）数据

血管疾病腔内治疗围手术期的评估与处置 / 汤敬东编著. -- 北京：中国协和医科大学出版社, 2025.5

ISBN 978-7-5679-2211-2

Ⅰ. ①血… Ⅱ. ①汤… Ⅲ. ①血管疾病－围手术期－治疗 Ⅳ. ①R543.05

中国国家版本馆CIP数据核字(2023)第105824号

编　　著　汤敬东
策　　划　穆　红
责任编辑　李元君　聂志扬
封面设计　邱晓俐
责任校对　张　麓
责任印制　黄艳霞
出版发行　中国协和医科大学出版社
（北京市东城区东单三条9号　邮编100730　电话010-65260431）
网　　址　www.pumcp.com
印　　刷　北京联兴盛业印刷股份有限公司
开　　本　787mm×1092mm　1/16
印　　张　14.25
字　　数　210千字
版　　次　2025年5月第1版
印　　次　2025年5月第1次印刷
定　　价　128.00元

前　言

在过去的几十年中，随着腔内血管外科技术的快速发展，很多血管外科专业书籍相继出版，传播了新潮的思想和变革的技术，但提供具体治疗策略指导的专业书籍并不多见，国内决策经验的指导书籍更是罕见。然而，与其他疾病一样，血管外科疾病的多样性和病情的复杂性使得临床医师在为患者提供最佳治疗方案之前均要面临各种各样的决策和挑战，这正是本书应运而生的根源。本书是一部内容详尽且实用性强的医学实践宝典，致力于为血管疾病的各种治疗方案提供详细的技术指导和决策支持。笔者主要关注的是在不同风险情况下，如何基于患者的个体化情况制定最佳的治疗策略。

笔者希望借此书向读者们介绍有关血管外科领域决策的制定、技术和实践的最新进展。笔者在提取关键信息的同时，还对包括术前评估和药物治疗及不同疾病诊疗模式下可能会遇到的问题逐一进行了答疑。在每一章节的起始部分，笔者对这些问题进行了归纳并在后续的内容中予以解答，尽可能详尽地叙述相关决策的原因及循证医学证据，旨在为读者提供全面可靠的参考信息。

在撰写本书的过程中，笔者特别重视“以患者为中心”的思想和医疗质量的持续改善，旨在通过医疗专家的经验和知识，向医护人员提供优质的文献资料。

希望通过阅读本书，医学专业人员能够更好地了解血管外科专科领域的最佳实践和创新方案，为患者提供更准确、高效、安全和经济的治疗。

最后，还要特别感谢余波、邓颖、姜帅、葛开心、陆依洁、陈波、林学广、王杰、王博、谢时帅、关自真、李佳隆、张倚雯等在本书成书过程中给予的帮助。

尽管笔者在撰写过程中力求精准，但可能还会存在疏漏之处，恳请广大读者批评指正，今后臻于完善。

汤敬东

2025年1月

目　录

第一章

腔内治疗前评估及准备

一、如何根据心脏状况确定腔内手术的时机与方法

全球每年有超过2亿成年人接受大型非心脏手术，其中约有1000万人在术后30天内出现严重的心脏并发症，包括心肌梗死、慢性心力衰竭、心室颤动、原发性心搏骤停、完全性心脏传导阻滞以及心源性死亡。准确地评估心脏并发症风险，让临床医师和患者更好地知悉降低风险的措施（包括手术的替代疗法）尤为重要。因此，我们应认真评估每位接受非心脏手术患者的心脏风险，特别要关注有心脏病病史（包括冠心病、慢性心力衰竭、瓣膜性心脏病和心律失常）或有可疑症状的患者。

如何根据心脏状况确定腔内手术的时机与方法？要遵循以下几方面进行判断。

- 是否为紧急的非心脏手术
- 是否为心脏疾病急性期
- 是否实施会影响心功能的手术
- 是否有非急性但需要干预的心脏疾病
- 如何判定心脏风险
- 判定心脏风险后如何处理
- 心脏治疗后何时进行已计划的手术

（一）是否为紧急的非心脏手术

对于危及生命或肢体的情况，在急症发生后6小时内需要进行的手术被称为紧急手术。在这种状况下，即使存在危险因素，也很难在短时间内进行有效干预。因此，不论患者的基础风险如何，紧急手术均会使围手术期心血管事件的风险增加2～5倍。

急诊手术被定义为在就诊后6～24小时内需要进行的手术，这为改善心脏危险因素提供了一定的时间窗口，从而可能降低围手术期的风险。

因此，外科医师必须评估手术的紧迫性，如果手术可以延迟且不会对预后产生负面影响，建议推迟手术，以争取足够的时间来降低围手术期心血管事件发生的风险。

（二）是否为心脏疾病急性期

大部分急性心脏病均会导致围手术期的心脏预后不良，这些包括急性心肌梗死（30天内）、不稳定型心绞痛、失代偿性心力衰竭、严重心律失常和血流动力学显著异常的心脏瓣膜疾病（尤其是主动脉瓣狭窄），任何急性心脏病均需要积极处理并取得改善。

在急性冠状动脉综合征中，包括非ST段抬高心肌梗死，可以考虑采用诊断性血管造影及合适的冠状动脉血管重建。失代偿性心力衰竭的治疗包括容量超负荷的管理和增强左心室收缩功能的药物治疗（如使用血管紧张素转化酶抑制剂、β受体阻滞剂等）。对于严重心律失常（如持续性室性心动过速）的治疗，根据病因可使用抗心律失常药物、心脏消融术、植入式心律转复除颤器（implantable cardioverter defibrillator，ICD）。如果根据症状和严重程度（如严重有症状的主动脉瓣狭窄），患者满足瓣膜干预标准适应证，则可以考虑施行瓣膜手术干预（如外科主动脉瓣置换术或经导管主动脉瓣置换术）。

（三）是否实施会影响心功能的手术

每个外科手术均有相关的心脏风险，其大小取决于手术固有的因素。手术风险因素包括麻醉影响、水电解质平衡、出血、应激反应和通气效应，以此将手术分为低风险手术、中风险手术和高风险手术。

低风险手术是指包括死亡或心肌梗死在内的主要不良心脏事件（major adverse cardiac events，MACE）发生率低（通常小于1%）的手术，这些手术一般在局部麻醉下或使用微创方法进行。在该类别中，常见的血管相关手术主要有动静脉瘘植入术（arteriovenous fistula creation，AVF Creation）、静脉结扎术/静脉切除术及局部麻醉下进行的动脉内膜剥脱术（carotid endarterectomy，CEA）。

中等风险手术（MACE发生率为1%～5%）则主要包括全麻下进行的CEA、腹主动脉瘤腔内修复术（endovascular aneurysm repair，EVAR）和局部外周动脉修复术（假性动脉瘤修复术、股动脉补片血管成形术等）。但需要强调的是，这些手术前心脏评估检查必须与大型的手术前评估检查项目一致。

高风险手术则具有较高的围手术期心脏并发症发生率（通常＞5%），手术类型包括腹EVAR、动脉旁路移植术和动脉重建术等。

（四）是否有非急性但需要干预的心脏疾病

在确定是否需要对非急性心脏病（如冠心病、慢性心力衰竭、瓣膜性心脏病或心律失常）进行围手术期干预时，应进行详细的临床评估，以降低围手术期或随后1年发生心血管并发症的可能性。

非急性心脏疾病的治疗一定要规范，特别是考虑预防性治疗时，不要随意实施。某些预防性治疗如预防性β受体阻滞剂的应用降低手术风险的作用有限，反而可能会导致一些不良反应。围手术期缺血评估（perioperative ischemic evaluation，POISE)，是一项纳入8 351例接受非心脏手术的患者进行预防性围手术期β受体阻滞剂治疗的随机试验，结果发现，与安慰剂相比，预防性使用美托洛尔显著增加了患者的死亡率和脑卒中发生率（分别为3.1% vs 2.3%，1.0% vs 0.5%）。这是由于使用β受体阻滞剂增加了低血压的风险（安慰剂组为15.0% vs 9.7%）。

（五）如何判定心脏风险

目前，术前心脏风险评估最常用的两种工具分别是改良心脏风险指数（revised cardiac risk index，RCRI）和国家手术质量改进计划的Gupta模型（NSQIP)，这些工具综合考虑了对患者心脏功能状态、美国麻醉医师学会(American Society of Anesthesiologists，ASA）分级、体重指数和手术紧急程度等因素，并进行综合分析。

RCRI评估包括缺血性心脏病、心力衰竭、脑血管疾病、使用胰岛素治疗的糖尿病、慢性肾病和高危手术等因素。其风险评分表明，MACE发生率随着这些风险因素数量的增加而增加。相比之下，较新的NSQIP风险计算器则针对特定类型的手术提供了更为全面和具体的风险评估。然而，RCRI和NSQIP模型在某些情况下可能会低估风险，尤其是在预测血管手术的风险时表现较差。

为此，新英格兰血管研究小组（Vascular Study Group of New England，VSGNE）开发了一种专门用于预测接受血管手术患者不良心脏事件（包括心肌梗死、心律失常和心力衰竭，但不包括死亡）风险的评估指数。该指数采用风险优势比（odds ratio，*OR*）表示风险，1表示风险平衡。影响因素包括年龄增长（*OR*＝1.7～2.8）、吸烟（*OR*＝1.3）、胰岛素依赖型糖尿病（*OR*＝1.4）、冠心病（*OR*＝1.4）、慢性心力衰竭（*OR*＝1.9）、异常心脏负荷试验（*OR*＝1.2）、长期β受体阻滞剂治疗（*OR*＝1.4）、慢性阻塞性肺疾病（*OR*＝1.6）和肌酐≥159.12 μmol/L（*OR*＝1.7）。值得注意的是，既往成功的心脏血供重建手术史是有益的因素（*OR*＝0.8）。这种VSGNE计算器可以在线获取，适用于各种血管外科手术的风险评估。

通过血管质量指数（vascular quality index，VQI）可以对不同类型的血管手术后心肌梗死风险进行细致的分类评估。手术类型是决定术后心肌梗死发生风险的最重要因素。具体来说，CEA术后心肌梗死发生率为0.9%，EVAR术后发生率为1.1%，腹股沟上或下旁路术后发生率为2.75%，而开放EVAR术后发生率则高达4.8%。除了手术类型外，其他与这些手术后心肌梗死相关的独立风险因素还包括年龄较大、肌酐＞159.12 μmol/L、异常压力测试、胰岛素依赖型糖尿病和慢性心力衰竭。

使用风险评估工具可以计算出患者心脏并发症的风险。如果评估结果显示风险＜1%，通常可以直接进行计划手术；如果评估结果显示心脏并发症风险＞1%，则需要进一步检查患者的心血管情况，以决定是否继续执行手术计划或优先进行心脏治疗。

心功能是围手术期预后的最有效指标之一，可以通过量表进行评估。杜克活动状态指数（Duke activity status index，DASI）是一种常用的评估工具，依据患者在无症状的情况下所进行的最高可能活动来测定。活动期间的能量消耗以代谢当量（metabolic equivalent，MET）表示，一个MET定义为在静息状态下每分钟每千克体重消耗35 ml氧气［35ml/（kg · min）］。围手术期评估中常用的一项活动是爬楼梯或以3～4英里/小时（4.8～6.4km/h）的速度在水平地面上行走，完成这一活动对应的身体活动水平为4个MET。

如果患者能够在无症状的情况下完成4个MET的身体活动，则认为其具有中等心功能能力，这类患者通常在手术后的预后较好，无需进一步行心脏检查（Ⅱb类）。对于那些具有10个MET以上的高等心功能能力的患者，同样无需进一步行心脏检查（Ⅱa类）。具体内容见表1-1。

表1-1　心功能状态

练习级别	等效活动
1～4个代谢当量	轻型活动： 在房子周围走动 吃饭、洗澡和上厕所
5～9个代谢当量	中等强度运动： 爬楼梯，走上山 以4 km/h的速度在平地上走500～1000m 打高尔夫球、跳舞和山间步行
＞10个代谢当量	剧烈运动： 游泳、打网球和骑自行车 擦地和搬运家具

（六）判定心脏风险后如何处理

如果心脏检查结果评估为高危，建议进行冠状动脉造影，以评估是否需要进行冠状动脉血运重建。对于稳定性缺血性心脏病伴左主干受累、三支冠状动脉受累（尤其是射血分数EF＜50%），或两支冠状动脉且左前降支近端受累（尤其是EF＜50%）的冠状动脉粥样硬化性心脏病患者，应考虑进行血供重建（Ⅰ类）。

如果患者手术风险低且长期预后良好的可能性高，则可以考虑经皮冠状动脉介入治疗（Ⅱa类）。然而应该注意的是，预防性血供重建在降低手术风险方面的作用有限。冠状动脉血运重建预防（coronary artery revascularization prophylaxis，CARP）试验显示，在一组高危患者中，大血管手术前进行常规心脏血运重建并未降低主要心脏事件的风险。因此在考虑冠状动脉血运重建的同时，应追求使用指南指导下的药物治疗（guideline-directed medical therapy，GDMT）方案进行优化管理。

围手术期的处理措施包括β受体阻滞剂、利尿剂、他汀类药物和抗血小板治疗。如果患者长期使用β受体阻滞剂，则应在非心脏手术期间继续使用β受体阻滞剂（Ⅰ类）。建议不要在非心脏手术前停用β受体阻滞剂，否则可能会增加死亡率。对于在围手术期分层试验中发现有中高危心肌缺血特征的患者，以及具有3个或更多RCRI危险因素（如糖尿病、心力衰竭、冠状动脉粥样硬化性心脏病、肾功能不全或脑血管意外）的患者，可在围手术期开始β受体阻滞剂治疗（Ⅱb类），但不建议在手术当天开始使用β受体阻滞剂（Ⅲ类），因为这会增加心血管风险。通常情况下，建议在术前2～7天开始使用β受体阻滞剂，对于病情较重的患者，需提前30天以上开始使用。也有数据表明，术前30天内预防性使用β受体阻滞剂并未能降低大血管手术后主要心血管不良事件的发生率和死亡率，反而增加了某些亚组的不良事件的发生率。

此外，术前还应对患者的容量状态进行临床评估，以确保患者在手术前处于非休克的状态。当无法在术前纠正显著影响血流动力学的疾病（失代偿性心力衰竭或严重瓣膜病）时，可考虑肺动脉导管插入手术，但其作用通常有限。如果患者正在接受长期利尿剂治疗，则应继续利尿剂治疗，并密切监测术后期间的血流动力学和水电解质状态。如果患者长期接受他汀类药物治疗，应在手术期间继续使用他汀类药物（Ⅰ类）。对于未曾使用他汀类药物但需要接受血管或高危手术的患者，围手术期即刻开始使用他汀类药物也是合理的（Ⅱa～Ⅱb类）。围手术期抗血小板治疗的使用应由多学科团队在权衡出血风险与冠状动脉血栓形成风险后决定。对于既往已确诊动脉粥样硬化或缺血性心血管事件的患者，使用阿司匹林的获益可能较低，但是对于既往接受冠状动脉介入治疗的患者则有明显的益处。

（七）心脏治疗后何时进行已计划的手术

心脏治疗的选择可分为开放手术和经皮介入手术，具体决策取决于冠状动脉的解剖结构及其他临床特征。在冠状动脉旁路移植术后，通常建议延迟几周进行非心脏手术，以便有足够的时间愈合和恢复，但在某些情况下，也可根据治疗需要提前进行手术。对于接受经皮冠状动脉介入治疗，尤其是支架植入术后的患者，为了降低冠状动脉血栓形成的风险，非心脏手术应当推迟。建议在球囊血管成形术后14天、裸金属支架植入术后30天和药物洗脱支架（drug-eluting stent，DES）植入术后3～6个月再进行手术。对于急性冠状动脉综合征或心肌梗死后植入DES的患者，通常建议进行6个月的双重抗血小板治疗；对于稳定性缺血性心脏病患者，治疗持续时间为3～6个月。如果在此时间范围内，手术延迟的风险大于冠状动脉血栓形成的风险，应考虑继续使用双重抗血小板治疗，同时需慎重评估出血风险。如果手术需要停用P2Y12抑制剂，应继续服用阿司匹林，并在术后尽早重新开始P2Y12抑制剂的使用（Ⅰ类）。

二、如何根据肺功能状况确定腔内手术的时机与麻醉方法

（一）什么是术后肺部并发症

术后肺部并发症（postoperative pulmonary complications，PPC）的发生与何时进行手术存在密切关系。围手术期的许多生理变化均可成为肺部并发症的危险因素，包括肺容量减少/肺不张、膈肌功能障碍、长时间卧床和黏液纤毛清除功能受损等。由于缺乏统一的标准化判定，大型手术后的肺部并发症的报道发生率不一，从低于1%至23%不等，导致系统研究难以开展。近期，欧洲围手术期临床结果（European perioperative clinical outcome，EPCO）研究明确定义了肺部并发症的范围，涵盖呼吸道感染（支气管炎、气管炎、肺炎）、呼吸衰竭、胸腔积液、肺不张、气胸、支气管痉挛和吸入性肺炎等。然而，急性呼吸窘迫综合征（acute respiratory distress syndrome，ARDS）、肺动脉栓塞（pulmonary embolism，PE）、上呼吸道阻塞、肺水肿、腹腔间隔室综合征或先前存在的肺部疾病进展恶化并未包括在内。

（二）哪些是需要进行术前肺部风险评估的患者

与其他手术风险评估方法类似，肺部风险评估主要分为患者因素和手术因素。美国内科医师学会（American College of Physicians，ACP）的临床指南建议，所有接受血管手术（包括其他不涉及心胸部位的手术）的患者均应评估与PPC相关的重要危险因素，包括高龄、吸烟、身体健康状况不佳（包括运动能力）、较高的美国麻醉师协会评分、肥胖以及既往肺部疾病等。此外，根据ACP指南，接受高风险手术、预期手术持续时间超过3小时、急诊手术、全身麻醉或涉及身体特定区域（即血管、胸部或腹部）的患者均应接受更为详细的肺部评估。

针对不同的危险因素下，患者应当采取如下相应的预防措施预防PPC。

- 如何减少急诊手术患者PPC的发生率
- 如何减少吸烟患者PPC的发生率
- 如何减少已有肺部疾病患者PPC的发生率

1．如何减少急诊手术患者PPC的发生率

为挽救患者生命或主要器官/肢体所需的急诊手术一般在事件发生后6小时内进行。与择期手术相比，急诊手术发生PPC的风险高出2～6倍。为了减少急诊手术患者的PPC发生率，在直接进行手术的同时，需特别关注术中和术后能够降低PPC风险的措施。

2．如何减少吸烟患者PPC的发生率

吸烟与术后肺部并发症的发病率增加有关，现有吸烟者的风险大于既往吸烟者，而既往吸烟者的风险又高于从不吸烟者，术前戒烟可有效降低肺部并发症的风险。戒烟相关方法的讨论详见第一章第五部分。

在非紧急临床情况下，应充分改善患者的肺部状况，指导其戒烟并选择适当的手术时机以减少PPC的发生。当然，若手术延迟（如建议4～8周戒烟期）会使患者病情发展，则应尽快进行手术治疗。

择期或非急诊手术前的戒烟可显著降低PPC的发生率。戒烟4周以上可使PPC的发生率降低23%，而戒烟8周以上可降低47%。因此，即使只是为了降低术后PPC的发生率，医师也应当鼓励患者积极戒烟。

3．如何减少已有肺部疾病患者PPC的发生率

已有的肺部疾病与PPC发生之间存在密切关联。研究表明，慢性阻塞性肺疾病（chronic obstructive pulmonary disease，COPD）可显著增加PPC的风险。根据美国外科医师协会国家外科质量改进计划的数据，接受不同择期和急诊手术的COPD患者术后肺炎和呼吸衰竭的风险显著增加。尽管如此，肺功能测试（pulmonary function testing，PFT）确诊的COPD并非绝对的手术禁忌，是否进行手术仍需根据个体化的风险－收益评估决定。

哮喘本身并不会增加PPC的发生率。一项对近900例哮喘患者的综合分析显示，PPC的发生率为3.0%，而普通人群中为3.4%。尽管哮喘患者大多较年轻且健康状况良好，但因哮喘并发症通常表现为支气管或喉痉挛，故在麻醉前或麻醉过程中仍需确保患者无急性发作的风险。与手术后支气管痉挛相关的因素包括患者高龄、较高麻醉风险评估（anesthesia risk assessment，ASA）评分、近期使用哮喘药物、近期出现哮喘症状及近期有哮喘相关住院经历。

在许多肺部风险预测算法中，慢性限制性肺病或神经肌肉无力导致的肺容量降低通常由PFT确诊。此类病情在后期可能发展至损害功能状态，导致更高的ASA评分或低氧血症，从而增加手术相关PPC的风险。

无论严重程度或潜在病因，肺动脉高压（pulmonary hypertension，PH）均是PPC的重要风险因素。PH可能导致多种病理状态，包括长期低氧血症/呼吸衰竭、急性右心衰竭、心源性休克和心律失常等。另外，右心房压力升高、功能状态受损、使用血管加压药、麻醉时间延长（＞3小时）和急诊手术等被确定为PH患者发生PPC的高危因素。与右心功能障碍类似，有高质量证据表明，慢性左心功

能障碍（或慢性疾病急性发作）也显著增加了PPC的发病率。事实上，在一项全面的系统综述中，有3项研究报道了在慢性心力衰竭（chronic heart failure，CHF）背景下术后患者发生PPC的合并*OR*为2.93，高于COPD的估计*OR*值（*OR*＝2.36）。

阻塞性睡眠呼吸暂停综合征（obstructive sleep apnea syndrome，OSAS）也会显著增加术后肺部并发症的风险。大量研究和系统回顾分析表明，OSAS患者患ARDS、吸入性肺炎和长期或复发性呼吸衰竭的风险增加。尽管肥胖与肺容量减少、低氧血症和高碳酸血症相关，但在无OSAS的情况下，肥胖并不是PPC的独立危险因素。相反，体重过轻的患者在无OSAS时发生PPC的风险更高。

尽管已有的肺部疾病被认为是不可改变的危险因素，但术前对患者进行治疗以改善肺部条件仍然非常重要。对于未代偿或仍处于病理状态的肺部疾病患者，应推迟手术以改善其肺部情况。如果病理状态不明确，则需要进行客观的肺功能检测。

将先改善肺部条件再进行手术的患者与未改善肺部条件就进行手术的患者情况进行比较，尽管目前数据有限，结果表明不同处理后PPC的发生率有显著的差异，在进入手术室之前进行肺部治疗对患者有益。虽然根据干预的紧迫性和潜在病情，改善肺功能的治疗可能需要数周至数月的时间，但治疗目标均是尽可能改善（而非完全标准化）患者的临床状态及其他手术条件。

近期活动性哮喘或COPD加重（1～6个月内）的患者PPC发生率增加，因此如果患者出现急性加重症状（如喘息、呼吸困难），则不应进行手术，而是需要应用支气管扩张剂和短期全身性皮质类固醇进行治疗，此种治疗在围手术期并未显示会增加感染或其他并发症的风险。对于哮喘或COPD症状稳定的患者，应在术前和术后立即继续使用支气管扩张剂，如吸入β_2肾上腺素能受体激动剂（如沙丁胺醇、沙丁特罗）和抗胆碱能药物（如异丙托品、噻托溴铵等）。活动性呼吸道感染患者应使用术前抗生素治疗以改善其病情。PH和慢性心力衰竭患者应在手术前改善血流动力学和容量状态（心脏改善详见第一章）。具体包括使用利尿剂、控制心率、减少后负荷、使用正性肌力药及肺血管扩张剂。对于OSAS患者，可在术前行无创正压通气（non-invasive positive pressure ventilation，NiPPV）、口腔矫治器或下颌前移装置、调控敏感性的药物（如镇静剂、阿片剂和吸入麻醉剂）及术前减轻体重等措施改善肺功能。

（三）如何评估肺功能

肺功能是术前肺部风险评估的关键指标。无论患者是否存在已知的潜在心肺疾病，均应对每位患者进行全面评估。评估内容包括患者进行日常生活活动能力（activities of daily living，ADL）、代谢当量、六分钟步行试验（six-minute walk test，6 MWT）中的表现以及ASA评分（整体健康状况评估）。两项大型研究结果显示，需要他人帮助进行日常活动的患者，其发生术后肺部并发症的风险显著增加（*OR*＝1.65~2.51）。在6 MWT中，较短的步行距离与总体PPC呈正相关，而停留时间则与之呈负相关。尽管超过4 MET的活动能力（如休闲骑自行车）常被视为心脏风险的重要预测指标，但这种低强度下限阈值对于肺部风险预测仍显不足。因此可以假设：能够进行中等强度活动（3~6 MET）的患者具备足够的ADL能力，这类患者的PPC风险最低。此外，ASA评分作为整体健康状况的评估工具，与总体死亡率和PPC发病率密切相关。接受ASA Ⅱ级或更高级别手术的患者，其发生PPC的*OR*值为4.87。因此基于这些证据，患者的肺功能可分为良好、中等和差，其中差者需要在术前进行详细的肺测试。

（四）如何确定肺部风险得到改善

仅从肺部而言，手术风险不太可能因肺的改变而降低，但术前针对肺的治疗改善在临床工作中还是很有意义的。具体的标准：患者在术前的4～8周内无吸烟史，且没有处于COPD或呼吸道感染的慢性期（1个月），或药物控制下呼吸功能稳定。此外，大量研究表明，对于确定为高风险的患者，术前锻炼可以提高其肺功能的基线水平，从而有效降低PPC的发生率。

（五）是否有帮助判断肺部风险的客观测试标准

全面的病史和体格检查，包括针对潜在肺部疾病、症状和运动耐量的特定筛查，仍然是评估术后肺部风险的最佳方法。肺功能测试由于其相对于临床表现对风险预测的贡献较小且费用昂贵，并不推荐常规用于预测PPC的风险。然而在某些情况下，术前肺功能测试可能会有所帮助，例如：①当症状或检查结果不明确是否与肺部疾病或其他原因相关时；②不确定肺部疾病患者是否处于基线状态时；③接受肺切除手术的患者。在前两种情况下，肺功能测试通过识别未确诊的疾病或确认患者当前是否处于基线状态，可以影响术前的临床治疗过程，使肺功能达标。需要强调的是，目前尚无共识哪些肺功能测量值是手术的绝对禁忌证。

与常规肺功能测试类似，术前胸部X线（CXR）检查也应避免常规使用，与单纯通过临床表现判断相比，其特异性有限。合理的做法是将术前胸部X线检查的使用限制于年龄≥50岁且接受腹部或胸部手术的患者，以及存在心肺基础疾病或术前肺部疾病史的患者。

实验室检查是术前风险评估的常规部分，尽管大多数检查无法预测PPC，但也有例外，如术前白蛋白水平，与术后肺部并发症明确相关，并被美国医师协会指南推荐用于所有怀疑低白蛋白并发一种或多种其他肺部危险因素的患者。低血清白蛋白（＜35 g/L）与27%的肺部并发症发生率相关，而高白蛋白的发生率则为7%。尽管术前低氧血症和高碳酸血症明显增加PPC的发生率，但现有数据并不支持常规进行血气分析。实际上，大部分信息可以通过氧饱和度和参与血液二氧化碳水平升高的临床风险因素（如COPD或神经肌肉疾病）来获取。量化低氧血症和高碳酸血症有助于为特定患者建立基线，以确定患者在术前是否可以维持这样的基线，为手术团队进行适当的术后管理提供参考。

（六）是否有经过验证的风险计算工具可供使用

目前，已经开发出多种用于PPC风险分层的工具和临床模型。这些模型纳入了临床、实验室和手术的相关因素，将这些因素赋予不同的权重再进行统计学处理，即可得出结论。尽管PPC的具体评判因模型而有所差异，但这些工具均提供了可用于术前决策的风险计算方法，可以帮助患者及家属明确对术后病程的期望，并指导术后肺部护理的级别。广泛使用的ARISCAT模型依赖于临床信息，并能够根据患者的年龄、术前氧饱和度、手术部位、手术持续时间、紧急程度、术前贫血及近期呼吸道感染等因素进行计算（表1-2）。该模型还将呼吸衰竭、胸腔积液和肺不张均包括在内。低风险患者的累积得分定义为＜26分（通过将表1-2中每个风险因素的积分相加计算），这一群体发生PPC的可能性为1.6%。中等风险患者（得分26～44分）的PPC发生风险为13.3%，而高风险患者（得分＞44分）则为42.1%。

表1-2　ARISCAT模型变量及评分

变量	风险评分（分）
年龄（岁）	
≤50	0
51～80	3
＞80	16
术前 SpO_2（%）	
≥96	0
91～95	8
≤90	24
近1个月肺部感染	17
术前贫血吗？（血红蛋白≤100g/L）	
否	0
是	11
手术切口	
外周	0
上腹部	15
胸腔内	24
手术时间（小时）	
≤2	0
2~3	16
＞3	23
急诊手术	8

（七）如何平衡手术获益和肺部风险

根据经过验证的风险计算工具，必须在考虑个体化因素的基础上评估延迟和继续手术的风险。对于中等或高PPC风险的患者，如果决定进行手术，术前讨论应明确手术预期收益超过风险，并强调术前和术后措施的重要性，以将风险降至最低。需要注意的是，预测风险指数无绝对的阈值，因此在手术收益巨大或目的是挽救生命的情况下，单纯依靠风险指数来排除手术选项是不可取的。

如果手术的肺部风险明显高于预期收益，那么药物管理将成为合适的选择。药物治疗方案会根据潜在疾病的发生和发展而有所变化。在血管疾病管理中，药物治疗和生活方式的改变（如运动、戒烟、抗血小板药物、降脂药物和降压药物）均十分重要。

在通过术前风险计算工具评估手术获益和风险后，应尽量考虑风险较低的替代方案。需要考虑的关键因素是手术时间超过3小时及在某些部位（如上腹部、主动脉修复位置、胸部和头颈部）的手术与更高的PPC风险相关。因此，较低风险的替代方案可能包括调整手术方法或区域、采用微创手术或缩短手术时间等。

一旦决定进行手术，治疗团队应专注于降低术中风险，首先考虑是否有风险较低的替代方案可用。这包括选择更安全的麻醉剂或麻醉方式、简化手术程序（尽量控制在3小时内）或采用侵入性较小的治疗方法，如用腔内治疗替代开放性主动脉瘤修复。在接受腹部手术的患者中，肺保护性通气（例如使用6～8 ml/kg体重的潮气量和6～8cmH$_2$O的呼气末正压PEEP）及肺复张操作已被证明可以在手术后7天内减少PPC的发生率或降低其严重程度，并缩短住院时间。

（八）针对不同肺部风险的患者应当选择何种麻醉方式

对于PPC高危患者，应尽量避免全身麻醉。与神经根麻醉或区域麻醉相比，全身麻醉术后PPC的发生率增加了2.35倍。在一项针对2600多例重度COPD患者的研究中，局部或神经根麻醉显著降低了术后相关肺炎、计划外插管和长时间机械通气的发生率。此外，全身麻醉通常伴随神经肌肉阻滞，麻醉中使用的泮库溴铵等长效麻痹剂与术后残余阻滞的发生率增高相关，患者的PPC发生率也增加了3倍。因此，首选作用时间较短的麻痹剂，以便术后能迅速恢复。

对于等待血管手术且被认为全身麻醉风险较高的患者，应考虑局部麻醉。越来越多的手术可以在局部麻醉下安全进行，如EVAR。最近的一项研究比较了EVAR修复的全身麻醉与局部麻醉，结果显示两组短期和30天的手术结果相似。在无禁忌证的情况下（如腰椎水平局部感染、不确定的神经疾病或脊柱解剖障碍、颅内压增高或占位性病变、出血或凝血障碍、低血容量、主动脉狭窄），应考虑使用脊髓或硬膜外麻醉。局部神经阻滞可用于孤立的上肢或下肢血供重建，局部麻醉的选择应根据具体情况独立或混合使用。

当全身麻醉的风险较低时，将神经阻滞与全身麻醉结合使用，以减少术中和术后疼痛（术中疼痛可能导致患者移动，术后疼痛可能影响深呼吸练习）。包括Cochrane数据库在内的多项开放性腹主动脉瘤（abdominal aortic aneurysm，AAA）修复的回顾性研究表明，在全身麻醉的基础上硬膜外麻醉能通过减轻疼痛和缩短插管时间在术中管理及术后恢复中产生积极效果。

（九）手术患者如何进行术后肺部护理

术后肺部护理始于苏醒室，目的是预防肺不张、长期卧床、黏膜纤毛清除受损及膈肌功能障碍等负面生理影响所带来的术后并发症。术后的核心护理原则包括：①鼓励深呼吸（如激励性肺活量测定法、早日下床步行、充分镇痛、深呼吸练习和持续正压通气）。②进行胸部物理治疗（咳嗽、体位引流、敲击/振动、频繁吸痰和治疗性支气管镜检查）。目前较为常用的是肺活量主动锻炼，它被证明是减少PPC的有效无创性方法。研究显示，持续正压通气、早日活动和充分镇痛也能降低PPC的发生。此外，分泌物管理（如咳嗽和胸壁振动）已证实可以减少PPC。虽然常规的气管内或鼻气管吸痰通常已足够，但对于症状明显且存在肺不张的患者，需要进行支气管镜检查。在波士顿医学中心（Boston Medical Center，BMC），上述护理方法已被整合为一种综合模式，称为ICOUGH（激励性肺活量测定法、咳嗽和深呼吸、口腔护理、每日至少起床3次、头脑清醒和床头抬高）。这种模式已被证明可以有效降低术后肺炎和计划外插管的发生率。最后，充分的镇痛、深呼吸和早日下地行走也是减少PPC的重要措施。虽然传统上术后镇痛药物主要为阿片类药物，但硬膜外和区域（肋间）神经阻滞也已显示出在改善疼痛和减少PPC方面的持久效果，尤其是在高风险的重大手术（如EVAR）中。

三、如何对高血脂进行评估及准备

高脂血症可分为原发性和继发性两类。原发性高脂血症通常与先天性和遗传因素有关，主要是由于单基因或多基因缺陷引起，这些缺陷影响脂蛋白转运和代谢过程中相关受体、酶或载脂蛋白的功能。此外，环境因素如饮食、营养和药物使用等也可能通过未知机制导致原发性高脂血症。继发性高脂血症则多见于各种代谢紊乱性疾病，如糖尿病、高血压、黏液性水肿、甲状腺功能减退、肥胖、肝肾疾病及肾上腺皮质功能亢进等。此外，继发性高脂血症还可能与年龄、性别、季节、饮酒、吸烟、饮食、体力活动及精神紧张和情绪波动等因素相关。

- 需要进行血脂检测的群体及如何进行血脂检测
- 使用他汀类药物的好处
- 不同人群应当采取不同强度的他汀类药物治疗
- 血脂应该降到何种程度
- 非他汀类降胆固醇药物何时应用
- 如何通过非药物手段优化血脂及其危险因素

（一）需要进行血脂检测的群体及如何进行血脂检测

对任何被诊断为动脉粥样硬化性心血管疾病（artherosclerotic cardiovascular disease，ASCVD）的个体，应进行血脂检测。对于年龄在40～75岁且无ASCVD但具有一定风险的成年人，建议每5年进行一次血脂筛查。对于有早期ASCVD家族史或因严重升高的血脂水平而ASCVD风险增加的患者，则应考虑更频繁地进行评估。对于年龄小于40岁或大于75岁的成年人，建议由临床医师判断是否需要进行血脂检测。

在初步测试中，空腹或非空腹血脂检测均可使用。非空腹血脂检测可以准确评估高密度脂蛋白胆固醇（high-density lipoprotein cholesterol，HDL-C）和低密度脂蛋白胆固醇（low-density lipoprotein cholesterol，LDL-C）的浓度，但可能因近期食物摄入的时间和成分而高估甘油三酯的水平。非空腹状态下的甘油三酯通常较高，平均增加约0.3 mmol/L，并且在正常进餐后1～7小时内仍然维持较高水平。因此，对于甘油三酯升高的个体，在重复血脂评估之前，建议禁食8～12小时，以排除近期食物摄入可能造成的干扰。

（二）使用他汀类药物的好处

ASCVD被定义为有心肌梗死病史、心绞痛、冠状动脉或其他动脉血供重建、脑卒中、短暂性脑缺血发作，或可能由动脉粥样硬化引起的PAD。明显的ASCVD患者面临较高的缺血事件风险，而使用他汀类药物治疗可有效降低这一风险。因此，针对临床ASCVD患者的治疗（即二级预防）应积极应用降脂治疗，以改善治疗效果。

糖尿病与发生ASCVD的终生风险显著升高相关。其中，年龄40～75岁的2型糖尿病患者心血管死亡风险增加2～4倍。他汀类药物治疗被证明能够降低无明显ASCVD的糖尿病患者的心血管风险。

（三）不同人群应当采取不同强度的他汀类药物治疗

具有极高LDL-C水平的个体患ASCVD的终生风险显著增加，其中许多人可能是杂合子遗传性高胆固醇血症综合征。根据2013年美国心脏病学会（American College of Cardiology，ACC）/美国心脏协会（American Heart Association，AHA）的治疗指南，建议对所有LDL-C≥2.15 mmol/L的成年人启动他汀类药物治疗，以降低ASCVD的风险。高剂量的他汀类药物预计能将LDL-C平均降低50%以上。无论LDL-C水平如何，他汀类药物同样适用于患有ASCVD的患者。此类药物包括阿托伐他汀（40～80 mg/d）和瑞舒伐他汀（20～40 mg/d）。研究数据显示，LDL-C每降低0.4 mmol/L，MACE发生率的相对风险可降低20%～30%。在开始他汀类药物治疗前，应监测潜在的不良反应，包括测量血肌酸激酶，并在出现肌肉疼痛时进行肝功能检查；在治疗后约3个月监测一次，此后每年进行一次相关监测。

对于40～75岁、无糖尿病且估计10年ASCVD风险≥7.5%的个体，推荐使用中高强度的他汀类药物进行一级预防。对于估计10年ASCVD风险在5%～7.5%的个体，应在临床医师与患者讨论治疗的潜在益处与风险后考虑使用中高剂量的他汀类药物。由于75岁以上个体的一级预防获益的数据有限，指南建议在决定老年人使用他汀类药物时进行共同决策与临床判断。

中等强度的他汀类药物预计能将血液LDL-C浓度降低30%～50%，包括阿托伐他汀（10 mg/d）、氟伐他汀（80 mg/d）、洛伐他汀（40 mg/d）、普伐他汀（40 mg/d）、瑞舒伐他汀（10 mg/d）和辛伐他汀（40 mg/d）。对于40～75岁且10年ASCVD风险＜7.5%的糖尿病患者，中等剂量的他汀类药物同样被推荐使用。

（四）血脂应该降到何种程度

2013年ACC/AHA指南建议根据绝对ASCVD风险使用特定浓度的他汀类药物进行治疗，但并未设定特定的LDL-C治疗目标。这一方法与之前的国际权威学会的指导有显著不同，主要是因为缺乏支持治疗目标的临床试验证据。自这些指南发布以来，多项临床试验证明了在已接受他汀类药物治疗的患者中进一步降低血脂与改善心血管结局相关。然而，在无明确治疗目标的情况下，合理应用这些疗法面临挑战。因此，ACC工作组发布了两个重点更新，阐述了考虑非他汀类药物治疗的决策途径。这些更新特别提出，将降低血液LDL-C＞50%（或LDL-C＜0.8 mmol/L）作为治疗目标。虽然特定的LDL-C目标尚未在临床试验中得到严格验证，但最新的临床数据表明，LDL-C浓度与MACE之间存在一定关系，且在极低的LDL-C浓度（＜0.1 mmol/L）下并未观察到不良反应。因此，这些数据支持在ASCVD风险特别高的个体中积极降低LDL-C的策略，未来如何将这些数据纳入胆固醇治疗指南仍待观察。

观察性研究和遗传研究显示，甘油三酯浓度可能与ASCVD风险之间存在因果关系。尽管无明确的理想血液甘油三酯浓度的临界点，通常认为甘油三酯浓度

＜1.7 mmol/L为最优。

女性HDL-C值应≥0.3 mmol/L，男性则应≥0.2 mmol/L，这些数值被视为最佳水平。在观察性研究中，低于这些浓度的患者心血管风险增加。尽管有强有力的证据表明较低的HDL-C与ASCVD风险增加相关，但一些新的HDL-C升高药物试验并未显示出明显益处。此外，孟德尔随机研究对HDL-C与ASCVD之间的因果关系提出了质疑。最佳的HDL-C水平应为女性≥0.3 mmol/L和男性≥0.2 mmol/L，一旦达到这些目标，应关注其他ASCVD风险因素的改善。

（五）非他汀类降胆固醇药物何时应用

最近的研究显示，在高危患者的他汀类药物治疗中，加入依泽替米贝或PCSK9抑制剂可减少心血管事件。在IMPROVE-IT试验（Improved Reduction of Outcomes：Vytorin Efficacy International Trial）中，中等剂量的他汀类药物联合依泽替米贝（该药物通过减少肠道对胆固醇的吸收来降低LDL-C浓度），使LDL-C浓度降低至0.3 mmol/L，相比单独使用他汀类药物，降低了急性冠状动脉综合征后个体心血管事件的绝对风险2%。而在PCSK9 抑制剂在高危患者中的进一步心血管结局（Further Cardiovascular Outcomes Research with PCSK9 Inhibition in Subjects with Elevated Risk，FOURIER）研究中，Evolocumab（PCSK9抑制剂）与他汀类药物联合使用显著降低了LDL-C，并使ASCVD患者的心血管终点相对风险降低15%。基于这些发现，对于他汀类药物无法充分降低LDL-C、无法耐受足够剂量的他汀类药物，或即便在使用他汀类药物后仍发生ASCVD事件的高危个体，建议考虑加用依泽替米贝或PCSK9抑制剂。

他汀类药物不耐受的最常见原因是非肌肉损伤性肌肉疼痛。虽然随机试验的荟萃分析显示，他汀类药物治疗与对照组之间的肌肉症状并无显著差异，但约有10%的患者报告出现肌肉症状。在实际观察研究中，患者通常可以通过替换不同类型的他汀、降低剂量或改为隔日用药来控制这些症状。严重的肌肉损伤（如横纹肌溶解）和肝损伤较为罕见，但仍需定期监测这些潜在不良反应。关于其他潜在不良反应的数据（如癌症、糖尿病、痴呆等发生风险增加）存在争议，但对于大多数患者而言，他汀类药物的益处通常超过这些风险。如果他汀类药物无法耐受或在耐受剂量下无效，应考虑使用非他汀类药物进行治疗。

对于甘油三酯水平大于3.0 mmol/L的患者，建议进行治疗以预防胰腺炎。他汀类药物具有显著降低甘油三酯的作用，通常作为一线治疗的合理选择，因为许多甘油三酯严重升高的患者也面临着较高的ASCVD风险。如果患者在接受他汀类药物治疗后，甘油三酯浓度仍然很高，或者仅甘油三酯水平很高而LDL-C水平较低，则应考虑使用贝特类药物（增殖物激活α受体激动剂）。虽然贝特类药物缺乏能降低心血管预后的明确证据，但它们在降低甘油三酯方面表现出强大的效果，且可以与他汀类药物联合用于甘油三酯严重升高的患者。然而，由于增加了肝脏和肌肉毒性的风险，建议在使用时应小心，并进行定期监测。以药理剂量（2～4 g/d）使用的Omega-3脂肪酸也可以降低甘油三酯水平，降幅可达45%，在此情况下可考虑应用。

（六）如何通过非药物手段优化血脂及其他危险因素

通过药物手段直接升高HDL-C水平并未改善临床结果，因此，针对低HDL-C的主要治疗方法仍然是生活方式的干预。改善饮食、减重、戒烟及进行有氧运动都可能对HDL-C水平产生积极影响。虽然这些改变的效果显现较慢，但它们具有潜在的累积效应。研究表明，体重每减轻1 kg，HDL-C水平平均可增加0.4 mg/dl；而每周快走25～30公里预计可使HDL-C水平增加3.1～6.0 mg/dl。

对于空腹甘油三酯水平在0.8～7.0mmol/L的患者，最佳治疗方案同样以生活方式的调整为基础。胰岛素抵抗与甘油三酯代谢密切相关，因此降低血糖（可通过药物或饮食干预）是重要的策略。此外，酒精摄入对甘油三酯水平有显著影响，因此应减少酒精的摄入。减重和定期锻炼也能有效改善甘油三酯水平。

四、如何进行高凝状态的评估与管理

高凝状态（血栓形成倾向）是指由于遗传性或获得性疾病导致血栓形成风险增加的情况。对于静脉血栓，这种状态在临床上通常表现为：①年轻时发生血栓

（通常指年龄小于40岁），尤其是在无明显诱因的情况下；②复发性血栓形成；③血栓发生在异常部位，如内脏静脉；④家族中有血栓病史。对于动脉疾病，高凝状态则表现为过早出现的缺血性血管疾病，如脑卒中、心肌梗死或突然发生的动脉闭塞和不明原因的移植物血栓形成。

尽管可以通过检查帮助识别特定的高凝状态，许多检查结果常常为阴性。在这种情况下，非特异性高凝状态的诊断主要依赖于病史。因此，对于接受血管干预改善护理（包括预防策略）的患者，评估其血栓形成倾向显得尤为重要。

- 患者高凝状态的评估
- 患者血栓形成的评估
- 对风险人群进行个体化预防
- 是否进行药物长期抗凝

（一）患者高凝状态的评估

1．患者是否有血栓家族史

阳性家族史定义为两个及以上一级亲属有血栓形成史，或一个亲属在50岁之前发生静脉血栓。遗传性血栓形成倾向通常具有不完全外显率，因此血栓形成家族史就是血栓形成的重要危险因素，其相对风险约为3。

2．患者是否有自发性血栓形成史

个人病史应详细记录任何先前血栓形成的确切位置及程度。对于静脉血栓，需了解血栓形成的具体情况及是否存在诱发因素。常见的静脉血栓诱发因素包括创伤（尤其是下肢）、手术、住院超过72小时、妊娠期、飞机旅行超过4小时以及雌激素使用。

3．静脉血栓形成倾向测试

静脉血栓形成倾向的检测包括血液检查，以评估与遗传性疾病相关的因素。这些检测项目包括抗凝血酶Ⅲ、因子Ⅴ Leiden、游离蛋白S水平、蛋白C活性及凝血酶原基因突变。同时，还需筛查抗磷脂抗体综合征，包括狼疮抑制剂、抗心磷脂抗体及抗糖蛋白抗体的检测。阳性测试结果需在12周后再次确认，以确保抗体持续存在。需要注意的是，尤其在急性疾病情况下，这些检测可能会出现一过性阳性。此外，测量同型半胱氨酸水平的效用有限，但可对特定患者进行更深入的检测。对于有内脏静脉血栓的患者，应进行骨髓增生异常综合征及*JAK2*突变检测，并筛查阵发性睡眠性血红蛋白尿。常见问题是需不需要排查隐匿性癌症，特发性血栓形成患者的癌症发病率较高，但研究未显示使用CT或PET扫描进行详细癌症筛查的有益性，常规体检筛查更为适宜。

4. 动脉血栓形成倾向测试

动脉血栓形成倾向的检测应包括抗磷脂抗体综合征的筛查，这包括狼疮抑制剂检测及抗心磷脂抗体和抗-β2-糖蛋白抗体的联合检测。对于早发性动脉粥样硬化患者，需进行脂质检查及脂蛋白a的测定。栓塞性疾病患者应接受超声心动图检查（echocardiography，ECHO）以寻找潜在的心脏栓塞源，并延长心脏监测以排除阵发性心房颤动。此外，对于近期接受肝素产品的患者，应考虑检测肝素诱导的血小板减少症（heparin-induced thrombocytopenia，HIT）。这包括首先测量抗血小板因子4（platletfactor 4，PF4）抗体，若结果阳性，则需通过血清素释放试验进行确认。因为这些疾病通常主要影响静脉系统，检测其他遗传性高凝性疾病的收益不高，若非合并静脉血栓形成的动脉血栓患者，患这些遗传性疾病的概率较低。

（二）患者血栓形成的评估

1. 血栓形成的部位

无论是动脉还是静脉，均是指导血栓形成倾向检查的关键因素。遗传性血栓形成倾向（如因子V Leiden）主要与静脉血栓形成相关，而不是动脉血栓形成。传统的危险因素，如血脂异常、吸烟和高血压，是动脉粥样硬化疾病及动脉血栓形成的主要原因。

对于静脉血栓形成，下肢深静脉血栓（deep vein thrombosis，DVT）或肺栓塞（pulmonary embolism，PE）被视为常见形式。然而，内脏、肾或脑静脉由于局部影响因素（如感染或手术）也可能出现血栓，因此需要进行相应检查。上肢静脉血栓多由机械性因素（如导管或胸廓出口压迫）引起，应积极识别这些危险因素以评估血栓形成倾向。

2．是否与血管移植物相关

在无明显动脉病理特征的情况下，过早（40岁前）或不寻常的动脉血栓形成评估较为复杂。首先，需要确定血栓形成是由心脏或非心脏栓塞、动脉问题（如动脉粥样硬化、血管炎或外伤）引起的，还是自发形成的。其次，对于移植物相关的血栓形成，需评估机械因素，如流入道、移植导管或流出道的疾病。这些因素往往比血栓形成本身更为重要。病史采集应包括既往的动脉和静脉血管事件，以及家族史（特别是过早动脉粥样硬化的情况）。

3．是否有诱因

诱发动脉血栓形成的危险因素不如静脉血栓形成明确，但可能包括动脉粥样硬化、局部创伤、血管周围感染和血管炎。在住院期间接受肝素治疗的患者，如出现突发的动脉或移植物血栓形成，必须考虑HIT。对于静脉血栓形成，重要的是考虑是否由可逆或短暂的危险因素诱发，这些因素包括最近6周内的手术、6周内的住院时间、下肢创伤、腿部固定、雌激素避孕（如环、贴片或药丸）、妊娠期或航空旅行超4小时。

4．是否是初次血栓形成

对于诱发的静脉血栓形成，推荐的抗凝治疗持续时间取决于既往事件史。随机试验显示，对于首次诱发的静脉血栓形成或PE，3个月的抗凝治疗通常足够。3个月后复发风险回落至基线，继续抗凝的风险可能超过获益。相比之下，有两次或两次以上诱发静脉血栓形成（近端深静脉血栓或PE）的患者，可能从长期抗凝治疗中获益，复发性血栓形成的绝对风险降低18%。尽管大多数病例为特发性，但在这项试验中，有25%的患者为诱发性血栓形成。

（三）对风险人群进行个体化预防

风险人群包括：①年轻时（通常被认为＜40岁）有血栓形成；②多发性血栓；③血栓发生在不常见的部位，如内脏静脉；④有两位或以上亲属罹患静脉血栓栓塞症（venous thromboembolism，VTE）的家族史。

VTE的风险评估应使用经过验证的工具，如Caprini评分（表1-3），并根据评分结果选择相应的预防措施（表1-3）。对VTE风险评分为3分或以上的患者，如条件允许，应进行药物预防。对于出血风险较高或静脉血栓形成风险显著增加（评分5分或以上）的患者，应在使用充气加压治疗的同时积极考虑药物预防，方案包括标准普通肝素（unfractionated heparin，UFH）或低分子量肝素（low molecular weight heparin，LMWH），以及Xa因子抑制剂或华法林。一般情况下，普通肝素适用于标准风险患者，而低分子量肝素适用于高风险手术患者，如有血栓病史或患癌症的患者。Xa因子抑制剂或华法林通常仅限于接受骨科手术的患者使用。药物预防的持续时间根据风险水平确定：中风险患者（评分3~4分）在住院期间接受药物预防，高风险患者（评分5~7分）接受7~10天的药物治疗，极高风险患者（评分8分及以上）在术后接受最多30天的药物预防。

表1-3　基于Caprini评分的预防方法

分数	预防方法
2分	围手术期和住院期间使用IPC
3～4分	住院期间使用UFH、LMWH或DOAC，在术后12～24小时开始，如果出血风险高，则加用IPC
5～8分	住院期间使用UFH、LMWH或DOAC并加用IPC，在术后12～24小时开始，持续7～10天
＞8分	住院期间使用UFH、LMWH或DOAC加用IPC，在术后12～24小时开始，持续14～30天

注：IPC.间歇式气压弹力袜；UFH.普通肝素；LMWH.低分子量肝素；DOAC.直接口服抗凝药。

（四）是否进行药物长期抗凝

过去，唯一的抗凝治疗方案是联合使用华法林和LMWH，当国际标准化比值（international normalized ratio，INR）达到并持续高于2.0达24小时后停用LMWH。然而，最新数据显示DOAC在抗凝治疗中的应用也具有显著效果。DOAC的优势在于无需监测、与食物无相互作用、药物相互作用少，且出血风险更低。对于依度沙班和达比加群，建议在开始DOAC治疗前先给予5天的LMWH治疗，这是基于临床试验的方案；而阿哌沙班和利伐沙班则可以直接开始使用，无需LMWH重叠，但需采用更高的起始剂量。阿哌沙班的起始剂量为每日2次，每次10 mg，持续7天，之后改为每日2次，每次5 mg；利伐沙班则为每日2次，每次15 mg，持续21天，随后改为每日1次，每次20 mg。

对于多次发生静脉血栓形成或无明确诱因的VTE患者，建议考虑长期抗凝治疗。对于出血风险较高的患者（如透析患者或反复胃肠道出血患者），可以考虑较短疗程的抗凝治疗。现在也有研究数据支持使用低剂量的直接口服抗凝药（direct oral anticoagulants，DOAC）（如阿哌沙班每日2次2.5 mg或利伐沙班每日1次10 mg）进行长期二级预防，这为终生抗凝治疗提供了进一步依据。

对于无明显诱因的静脉血栓形成且易栓症检测阴性的患者，建议至少进行3个月的抗凝治疗。然而，对于出血风险较低的患者，通常提倡长期抗凝预防，因为高达30%的易栓症患者检测结果可能为阴性。在初始治疗结束后，一些学者可能会采用不同的评估工具（如Herdoo-2、Vienna和DASH评分，包括年龄、性别和治疗后D-二聚体水平）预测复发风险。如果评估结果显示复发风险低，则可以考虑停止抗凝治疗。然而，这些评分系统的一个局限性是，即使在低风险患者中，血栓形成风险通常仍高于长期抗凝治疗的风险，估计每年复发率可达5%。此外，还可以采取其他降低长期风险的措施，包括维持理想体重和定期锻炼。

对于动脉闭塞性疾病，长期治疗策略取决于基础病因。对于动脉粥样硬化的患者，应采取抗血小板药物治疗并进行危险因素的调整。对于栓塞性疾病或无既存动脉病变的急性动脉血栓形成患者，即使凝血检测正常，通常也需要长期抗凝治疗。

对于原因不明的动脉或移植物闭塞且抗磷脂抗体检测持续阳性的患者（定义为间隔12周复测结果仍阳性），应考虑长期抗凝治疗。通常建议使用华法林，因为DOAC的数据与血栓复发风险增加相关。

如果动脉粥样硬化是主要原因，治疗应包括长期抗血小板药物（如阿司匹林、氯吡格雷及其他新型药物）、他汀类药物及其他风险因素的管理。因栓塞性事件引起的病例应接受终生抗凝治疗，建议使用华法林或DOAC。HIT可通过肠外直接凝血酶抑制剂治疗，或使用DOAC。

总之，动脉粥样硬化患者应接受长期抗血小板药物治疗，并结合他汀类药物和其他危险因素的控制。对于栓塞性疾病的患者，应进行终生抗凝治疗。

五、如何进行戒烟评估及准备

吸烟是外周动脉病变（peripheral artery disease，PAD）发生和进展的重要风险因素。吸烟者比不吸烟者症状性PAD的患病率增加2倍，且80%的PAD患者有吸烟史。PAD患者中，吸烟者比不吸烟者的住院率更高，且在接受外科手术或介入性血管治疗后的预后较差。术前戒烟可将血管手术后并发症的相对风险降低40%；在下肢搭桥手术后，持续吸烟与移植物通畅性降低及截肢率的增加显著相关。对于PAD患者，若在血管介入治疗（如外周血管造影）后戒烟，全因死亡率可降低17%，无截肢生存率提高21%。如果不戒烟，则心血管病患病率提高，住院率增加，手术预后更差。需要注意的是，戒烟是戒除所有烟草相关的接触，包括鼻烟及“二手烟”环境。

对所有PAD患者而言，立即戒烟为Ⅰ类推荐。所有医师应在每次就诊时询问患者的烟草使用情况。与微创手术（如颈动脉支架植入术或CEA）相比，患者在接受更为侵入的血管疾病手术（如AAA修复或下肢旁路移植术）后，戒烟的可能性更高。

如何更有效地提高患者的戒烟率？首先需要清晰以下问题。

- 临床咨询及提供戒烟建议的真实效果
- 药物干预戒烟可行性
- 其他可供选择的戒烟治疗
- 是否提供长期戒烟咨询

（一）临床咨询及提供戒烟建议的真实效果

研究表明，与不提供任何建议相比，仅提供普通的戒烟建议便可显著提高戒烟率。如果提供更全面的戒烟建议（如延长咨询时间、增加随访或提供自助手册），吸烟者的戒烟率进一步提高。尽管普通建议和更全面建议之间的直接比较显示这两种干预措施差异无统计学意义，但还是应向所有有意戒烟的患者提供咨询。在获得鼓励或帮助的情况下，患者戒烟的可能性显著提高。如果再提供戒烟的辅助工具，还将提高15%的戒烟成功率。针对有戒烟意愿的患者，普通咨询干预应包括“5A”原则：①询问烟草使用情况；②建议戒烟；③评估戒烟准备度；④提供药物和咨询支持戒烟尝试；⑤安排随访以巩固戒烟成果并评估进展。戒烟咨询的两大优势在于能够帮助患者了解各类药物的疗效，并消除其对药物不良反应的疑虑。许多吸烟者对药物治疗的风险和益处了解有限，戒烟咨询有助于增加患者选择药物辅助戒烟的意愿，将戒烟尝试率提高20%。此外，咨询与药物治疗结合使用，可进一步提高戒烟成功率。尽管咨询和药物治疗是戒烟的主要策略，其他干预措施如电子香烟等替代辅助工具也可用于拒绝或未能通过咨询和药物成功戒烟的患者，或有意尝试替代疗法的患者。

临床咨询可以包括多种干预形式，如医师或护士提供的咨询、自助材料、戒烟计划的认知行为疗法、戒烟日期选择的技巧训练、行为支持、动机性访谈和阶段性支持。咨询干预一般包括一次时长少于20分钟的医师建议及至少一次后续随访，以提高戒烟成功率。即便咨询由护士进行，戒烟率也可显著提高。但若仅提供辅助自助材料（如小册子、讲义、音频或录像带等），戒烟率则无明显变化。

由医师或护士主导的咨询，无论是否提供自助材料，均易在日常实践中实施。增加随访能够评估患者戒烟的进展并重申戒烟的益处，进一步巩固戒烟效果。

当临床咨询未能奏效时，可将患者转诊至专业人员进行深入咨询干预，包括认知行为疗法、问题解决技能培训、动机性访谈和其他行为矫正技术。另一种普遍方法是电话咨询，分为“吸烟者主动联系”模式，即吸烟者致电戒烟服务寻求帮助，和“咨询师主动联系”模式，即咨询师主动联系吸烟者。多次吸烟者主动联系的电话咨询较单次或提供标准化自助材料的干预更为有效。咨询师主动发起的电话干预较无干预更有效戒烟，但需包含至少两次以上的随访。此外，还可以通过手机、电脑和互联网进行干预。手机戒烟干预的证据有限，使用互联网或电子邮件的戒烟干预对戒烟率的影响也不显著，这可能与被干预者对此种方法的参与认可度有关。

（二）药物干预戒烟可行性

有多种药物可帮助戒烟，包括尼古丁替代治疗（Nicotine replacement therapy，NRT）制剂、安非他酮和伐尼克兰。使用其中任何一种药物时，6个月的成功戒烟率约为20%，是在无任何帮助情况下尝试戒烟时戒烟率的2倍。然而，尽管戒烟率显著提高，许多吸烟者仍然不愿尝试药物戒烟，而尝试过的患者通常未能持续使用足够长时间或足够剂量。此外，关于药物的误解常常阻碍吸烟者使用它们。虽然一些药物（如伐尼克兰）可能比其他药物更有效，但并无明确的首选药物。关键是找到最适合每位患者的药物，并综合考虑成本、额外收益、潜在不良反应和患者偏好等因素。

目前，NRT通常是首选戒烟药物，因其低成本、较少不良反应致使许多患者倾向于选择NRT而非其他药物辅助。如果患者在接受NRT后未能戒烟或复发，可考虑使用其他药物或联合治疗（如NRT与其他药物的组合）。

NRT包括多种制剂，如贴片、口香糖、锭剂、吸入器和鼻喷雾剂。由于NRT制剂释放尼古丁的速度较慢，且尼古丁水平较低，这些药物的成瘾性远低于实际烟草产品。选择合适的制剂应根据患者需求、耐受性和成本等因素。贴片通常是NRT的首选治疗方式。对于每天吸烟少于10支的患者，贴片的推荐剂量为每天14 mg，持续6周；然后为每日7 mg，持续2周。对于每日吸烟超过10支的患者，推荐剂量为每日21 mg，持续5周；然后每日14 mg，持续2周；再用每日7 mg，持续2周。尼古丁贴片使用方便且价格较低，但不能用于缓解吸烟者的精神依赖。证据表明，将尼古丁贴片与更快吸收的NRT（如口香糖或鼻喷雾剂，通常称为“贴片加”疗法）结合使用，比单一的NRT疗法更有效。因为贴片有助于减轻戒断症状的风险和严重程度，而口香糖或鼻喷雾剂则有助于缓解精神依赖。尼古丁口香糖的另一个优势是能促进减肥。虽然尼古丁鼻喷雾剂可能比其他NRT药物更有效，但其成本也显著高于贴片和口香糖。NRT的不良反应与制剂类型有关，常见的不良反应有贴片引起的皮肤刺激，以及口香糖和锭剂引起的口腔不适。大剂量NRT制剂还可能引起高血压、心动过速和焦虑，无证据表明NRT会增加心肌梗死或癌症的风险。然而，由于NRT对交感神经系统有刺激作用，近期发生心肌梗死、严重心绞痛或危及生命的心律失常的患者应禁用NRT。与对照组相比，NRT制剂在戒烟方面的相对危险度（relativerisk，RR）值为1.49～2.02。有证据表明使用尼古丁贴片作为起始治疗可能比正式戒烟时才开始使用效果更好，但这种效果仅限于贴片，其他形式的NRT未见类似效果。相较于安非他酮和伐尼克兰，NRT的优势包括更低的成本、无需处方即可购买及较少的不良反应。尽管NRT对戒烟有显著帮助，但只有16%～28%的吸烟者认为NRT有助于他们戒烟，只有24%的准备戒烟的吸烟者计划使用NRT。

与NRT相比，安非他酮和伐尼克兰显示出更高的戒烟成功率，适用于初次治疗和NRT失败的患者。这些药物可单独使用，或与其他药物联合使用，或者与NRT联用，这样比单药治疗获得更好的戒烟效果。在充分评估后，应根据患者的具体情况选择安非他酮、伐尼克兰或联合治疗。如果这些选项均不适用，则需重新制定治疗方案。

安非他酮是第一个被批准用于戒烟的非尼古丁药物，它是一种选择性多巴胺和去甲肾上腺素的再摄取抑制剂。作为一种抗抑郁药，安非他酮通过三种机制促进戒烟：①替代尼古丁产生的抗抑郁作用；②缓解由尼古丁戒断引起的抑郁症状；③阻断与尼古丁成瘾相关的神经通路。安非他酮的常见不良反应包括失眠、口干、恶心，极少数情况下可能引发癫痫（大约每1 000例中有1例）。使用安非他酮的推荐剂量是：从每日150 mg开始，持续3天，之后在戒烟开始前1～2周增加至每日2次，每次150 mg，并继续该剂量持续8～12周。与安慰剂相比，安非他酮在维持戒断方面的效果约为安慰剂的2倍。安非他酮优于其他戒烟制剂的表现是，其本身是一种抗抑郁药，是患有抑郁症的戒烟患者的理想选择。另外，安非他酮也有助于减轻体重，更适用于同样希望减轻体重的患者及担心戒烟导致暴饮暴食引起体重增加的患者。

伐尼克兰是一种部分尼古丁受体激动剂，通过两种机制帮助治疗尼古丁成瘾。首先，伐尼克兰通过部分激活尼古丁受体，减轻突然停止或减少尼古丁摄入后的渴望和戒断症状；其次，伐尼克兰通过占据受体并阻止尼古丁结合，起到部分拮抗作用，从而降低吸烟带来的愉悦感。伐尼克兰的常见不良反应是恶心；此外，伐尼克兰也有引起一些精神症状（如抑郁、激动和自杀行为）的危害，尽管这些症状尚未在医学文献中得到充分证实。尽管如此，使用伐尼克兰的患者应接受严格监测，注意是否出现抑郁、躁狂、自杀行为或睡眠障碍等症状。伐尼克兰的使用剂量是：从每日0.5 mg开始，持续3天，之后在第一周内增至每日2次，每次0.5 mg，最后在接下来的11周内调整为每日2次，每次1 mg。如果伐尼克兰在前12周内有效，则可以继续用量为每日2次，每次1 mg，再使用12周。使用伐尼克兰戒烟的成功率是无辅助措施戒烟的吸烟者的两倍，并且在戒烟方面优于安非他酮和NRT。

关于联合用药，尤其是NRT与其他药物的联合使用，很多患者关心是否能增加戒烟的成功率。研究显示，NRT与安非他酮联合使用，比单独使用NRT效果更好，而NRT与伐尼克兰联合使用的效果并无明显优势。至于安非他酮与伐尼克兰的联合使用，目前尚无足够的研究证据支持其普遍应用，尽管初步研究表明，这种联合治疗可能会提高长期戒烟的成功率，但仍需进一步评估其潜在的精神副作用风险。

（三）其他可供选择的戒烟治疗

对于那些拒绝药物治疗且在咨询后依然无法戒烟的患者，可以考虑使用电子烟作为一种替代方案。一些研究表明，电子烟在戒烟效果上至少与其他形式的尼古丁替代治疗相当，然而，仍需要进一步的研究来确认其在尼古丁成瘾和戒断方面的具体效果。在无专业人员帮助的情况下，使用电子烟的吸烟者比使用传统戒烟工具或无任何帮助的吸烟者更容易成功戒烟。电子烟的用户普遍反映这些设备有助于减轻对香烟的渴望，并帮助他们在至少几周至几个月的时间内保持无烟状态。相比之下，一些其他用户则认为戒烟的可能性较小，且不太可能实现长期戒烟。在一项大型随机对照试验中，电子烟在帮助吸烟者戒烟方面的效果与尼古丁贴片相当（戒烟率 7.3% vs 5.8%）。美国心脏协会发表声明指出，目前尚缺乏足够的证据支持电子烟作为戒烟的主要手段，但数据表明电子烟至少与尼古丁贴片一样有效，可以考虑将电子烟用于那些戒烟药物治疗失败或完全拒绝常规戒烟药物的患者，但同时强调，患者应尽早计划戒掉传统香烟，并设定电子烟的戒烟日期，避免长期依赖电子烟，除非它作为防止复发的最后手段。

此外，还有几种其他干预措施可以用于戒烟治疗，包括生物医学风险评估和补充替代疗法。生物医学风险评估干预通过某些物理测量来增强戒烟的动力，如通过呼出的一氧化碳、肺活量测试数据、动脉粥样硬化斑块成像或基因检测等方法。目前，仅有两种生物医学干预措施被证明对戒烟有益：一种是根据肺活量测定结果，通过与实际年龄对比的“肺年龄”来解释；另一种是在接受颈动脉和股动脉多普勒超声（Doppler ultrasound，DUS）检查后，向患者强调戒烟对降低未来血管疾病风险的重要性。有研究表明，针灸等补充和替代疗法在短期内能提高戒烟率，然而这种效果在长期随访中并未得到持续。其他替代疗法，如指压疗法、激光疗法和催眠疗法，并未显著提高戒烟成功率。

（四）是否提供长期戒烟咨询

成功戒烟的患者需要长期的策略预防复发。对于继续吸烟的患者，尽管可能无法鼓励所有吸烟者戒烟，但医师应尽最大努力了解患者持续吸烟的原因，并采取相应措施来解决这些问题，如通过提供教育、消除对可用治疗的误解，以及处理或消除持续滥用烟草的诱因。对于坚持不戒烟的吸烟者，仍应定期评估其吸烟状况，并鼓励他们在每次就诊时重新考虑戒烟。对于患者和医师来说，认识到复发是非常普遍的非常重要。多数吸烟者在最终实现持续戒烟之前，会尝试戒烟5~8次，尽管这一数字会有所不同，甚至可能超过10次或20次。无论实际的尝试次数是多少，了解这一点至关重要，因为这一信息应该告知那些复发的患者，复发是常见的，并不意味着失败。事实上，复发的患者更有可能在后续的戒烟尝试中成功。因此，应避免复发使患者产生沮丧情绪，医师应继续评估患者的吸烟状况与戒烟意愿，在每次就诊时提供针对性干预。

一旦患者成功戒烟，下一步就是帮助他们保持戒烟状态，防止复发。这可以通过持续跟踪患者的吸烟史并在每次就诊时重新评估他们的吸烟状况来实现。同时识别出有复发风险的患者，通过戒烟门诊或电话为戒烟者提供积极的支持措施，促进他们持续戒烟。此外，延长药物治疗的使用时间也可能有助于防止复发，对正在戒烟期的患者提供强大的支持是实现和保持戒烟的关键。吸烟者的家属或亲友可以帮助他们找出戒烟的动机，并强调长期戒烟的重要性。同样，也应鼓励这些亲属一同戒烟，因为当吸烟者远离其他吸烟者时，他们更有可能成功戒烟。大多数戒烟药物的批准使用周期为12周，然而对于有复发风险的患者，这一治疗周期可能需要延长（或者如果之前停止使用药物，则可重新开始治疗）。生活中的压力和精神健康问题是导致复发的常见诱因，而认知行为疗法及抗抑郁药（如安非他酮）可以帮助有效干预这些诱因。与安非他酮不同，选择性5-羟色胺或去甲肾上腺素再摄取抑制剂等抗抑郁药在戒烟初期治疗中并未显示出明显效果。对于那些尽管采取了上述治疗仍有高复发风险的患者，电子烟虽然不是优选，但却是能够有效防止复发的唯一选择。

戒烟治疗仅在吸烟者有戒烟意愿和动机时才会取得效果，这使得不愿戒烟的患者成为最具挑战性的群体。然而，医师可以通过定期鼓励戒烟、提供关于吸烟与血管疾病关系的教育及介绍可用的戒烟药物疗法等措施，激励患者考虑戒烟。对于不愿戒烟的患者，“5R”方法是一种简短的咨询干预，旨在帮助临床医师了解患者吸烟的动机及他们重视吸烟的原因。具体内容包括：①戒烟对患者的益处的相关认知；②患者对持续吸烟可能带来的风险的认知；③患者认为戒烟后可能获得的奖励；④患者戒烟的障碍；⑤在随后的门诊中重复此评估。在时间有限的情况下，临床医师可以采用一种简便的方法：要求患者回家列出他们喜欢吸烟和不进行戒烟的原因，以便下次随访。这种策略有助于提高戒烟障碍的透明度，为临床医师提供机会帮助患者做出戒烟决策。寻找一名支持人员帮助患者戒烟也是必要的。对大量吸烟者而言，与烟草使用相关的健康风险最高，医师的最终目标应是鼓励患者完全戒除所有烟草制品，而不仅仅是减少使用。住院治疗为吸烟者提供了戒烟的机会，尤其是对于因吸烟相关疾病住院的患者。然而，医院提供的戒烟干预措施只有在出院后至少持续治疗1个月时才会有效。因此，仅在住院期间提供NRT或其他药物治疗，通常不足以促成长期戒烟。但NRT费用需要自己负担，这往往会阻碍出院后持续使用药物戒烟，导致许多患者停止使用戒烟药物而影响长期戒烟。针对患者提供外展服务，并在出院后继续提供戒烟支持工具的系统，已被证明能使长期使用戒烟辅助工具的人数增加20%，成功戒烟的患者增加了10%。

第二章

动脉血管腔内治疗期评估及实施

一、弓上动脉血管病变

（一）颈内血管斑块

全世界约68%的脑卒中为缺血性脑卒中，其中约25%与颈动脉粥样硬化有关。这种病变最常发生在颈动脉分叉处。动脉腔的逐渐狭窄可能导致栓塞、血栓形成或血流动力学障碍，从而引发缺血性脑卒中或短暂性脑缺血发作（transient ischemic attack，TIA）。与症状性颈动脉疾病相关的危险因素包括高龄、男性、高血压、高脂血症、糖尿病、吸烟及缺乏运动。

- 病史和体格检查、颈动脉成像证实颈内动脉狭窄
- 评估其他潜在病因
- 评估脑卒中风险
- 实现最大限度的治疗
- 患者是否适合CEA
- 患者是否适合CAS
- CAS与经颈动脉血供重建
- 怎样对颈内动脉狭窄患者实行医疗管理

1．病史和体格检查、颈动脉成像证实颈内动脉狭窄

出现颈动脉相关神经功能缺损的患者，应进行详尽的病史采集与体格检查，包括全面的神经系统评估、常规实验室检查和心电图检查。对于症状非典型的患者，可考虑神经科会诊。

急性卒中患者需要紧急处理。仅有远期（＞6个月前）颈动脉症状的患者应视为无症状患者并按此管理，因为TIA后进行颈动脉重建的获益会随着时间的推

移而减少。将CEA与最佳药物治疗（best medical treatment，BMT）比较的随机对照试验的汇总数据显示，对颈内动脉狭窄程度为70%～99%的患者，随机分组后2周内进行CEA可使卒中风险降低23%，而随访超过12周时再行CEA，卒中风险下降了7.4%。随着时间的延迟，这种获益的下降在中度症状性颈动脉狭窄的女性患者中尤为显著，数据表明延迟CEA超过12周的情况下，CEA可能不再优于最佳药物治疗。对于近期出现颈动脉症状的患者，应进行药物治疗及进一步评估，以判断是否需要CEA或颈动脉支架成形术（carotid artery stentin，CAS）。

颈动脉DUS通常是评估颈动脉疾病严重程度的首选影像学检查方法。其无创性、安全性及相对低廉的费用使其广泛应用，但结果仍在一定程度上依赖超声医师的经验与专业知识。现行的DUS标准可将颈内动脉狭窄的严重程度分为＜50%、50%～69%、70%～99%或闭塞。此外，通常用CTA和磁共振血管造影（magnetic resonance angiography，MRA）确认DUS诊断，通过计算灰度中值评分，可评估斑块特征，从而辅助脑卒中风险的评估。它们还可以评估DUS难以观察的近端弓状血管及颅内解剖/病变。

对于非闭塞性颈内动脉疾病患者，后续处理取决于颈内动脉狭窄的严重程度。如果影像学检查显示颈内动脉闭塞，建议以药物治疗为主。影像学检查还可揭示颈总动脉起始段或无名动脉串联有无病变。

2．评估其他潜在病因

当颈内动脉狭窄＜50%时出现颈动脉区域症状，应全面评估其他潜在病因，因为轻度颈动脉狭窄通常不会导致与颈动脉相关的动脉粥样硬化性栓塞。需进行心脏评估（如心电图）以排查可能引起颈动脉区域症状的潜在心源性栓塞，包括心房颤动、扩张型心肌病和心内膜炎。如果怀疑隐匿性心源性栓塞，应考虑行经胸或经食管超声心动图、动态心脏监测或经颅多普勒。

如果发现卵圆孔未闭（patent foramen ovale，PFO）合并静脉血栓形成的证据，则需对其进行评估与处理。对于年龄≤60岁且合并PFO但无深静脉血栓病史的患者，除了抗血小板治疗外，还可能需要行经皮PFO闭合术。

若未发现心源性病因，应通过CTA或MRA进一步影像学评估，以排查主动脉弓、颈总动脉或无名动脉可能的栓塞来源，以及颅内动脉病变。其他潜在病因包括高凝状态引起的颅外或颅内动脉闭塞、动脉夹层、纤维肌发育不良、颅内肿瘤、动脉瘤、动静脉畸形或脑静脉窦血栓形成。此外，偏头痛先兆或癫痫发作后症状也可能表现为类似半球病变的神经学症状。

3．评估脑卒中风险

颈动脉狭窄程度已被证明会影响卒中复发的风险，从而影响颈动脉干预的益处。来自随机对照试验的汇总数据表明，与最佳药物治疗相比，CEA在降低颈内动脉狭窄50%～99%且有症状患者的同侧缺血性卒中的5年风险方面具有显著优势。

在狭窄70%～99%的患者中，CEA的风险降低16%；相比之下，对于中度狭窄（50%～69%）患者，这一风险降低仅为4.6%。而对于狭窄30%～49%的患者，CEA未表现出优势，甚至增加了狭窄＜30%患者的同侧缺血性卒中5年风险。

除了颈动脉狭窄的严重程度，来自相同随机对照试验的汇总数据的亚组分析显示，50%～99%狭窄患者中，某些临床和解剖特征的患者使用最佳药物治疗有更高的晚期卒中风险。具体原因为：①年龄因素。与最佳药物治疗相比，CEA对同侧卒中风险的5年绝对风险降低程度分别为：＜65岁为5.6%，65～74岁为8.6%，＞75岁为19.2%。②症状发生的时间间隔。症状发生＜2周患者风险降低18.5%，而症状发生在2～4周、4～12周和＞12周的风险分别为9.8%、5.5%和0.8%。③性别。男性患者的风险降低11%，而女性患者降低2.8%。④症状类型。眼部症状的风险为5%，而短暂性脑缺血发作和脑卒中的风险则分别为15%和18%。⑤内科合并症。0～5项为17%，6项为23%，7项及以上为39%。⑥斑块表面特征。光滑斑块为8%，不规则斑块为17%。⑦对侧动脉闭塞情况。对侧闭塞为24%，无闭塞为13%。

有症状的颈动脉狭窄患者在指标事件发生后的前14天内复发性卒中的风险特别高，范围为11%～25%。ABCD评分是一种经过验证的预后工具，用于预测短暂性脑缺血发作患者的2～7天卒中风险。该评分系统综合患者年龄、血压、临床表现、症状持续时间及是否患有糖尿病，得分为6～7分的患者，其2天卒中风险为8%，而7天卒中风险为12%。

表2-1　ABCD评分系统

分类	范围或临床症状	分数（分）
年龄	＞60岁	1
血压	＞140/90 mmHg	1
临床表现	单侧腿无力	2
	言语障碍	1
	症状持续时间＞60分钟	2
	症状持续时间10～59分钟	1
糖尿病	有	1

还有一些影像学发现可以帮助预测颈动脉斑块的不稳定性及早期复发性脑卒中的风险增加。这些发现包括：在颈动脉DUS中观察到的低灰度中值（通常与低回声病变相关）、磁共振成像中发现的斑块内出血、经颅多普勒检查中发现的栓塞证据，以及在正电子发射断层扫描中观察到的颈动脉斑块高氟脱氧葡萄糖摄取（表明巨噬细胞活性增加或局部存在炎症反应）。

4．实现最大限度的治疗

如果未明确发现颈动脉区域症状的来源，除了颈动脉分叉处存在＜50%狭窄的斑块外，应优先加强药物治疗，因为目前尚无证据表明此类病变能从CEA中获益。来自多个随机对照试验的汇总数据表明，与最佳药物治疗相比，CEA治疗使狭窄＜30%的患者同侧缺血性脑卒中的5年风险增加，但对狭窄30%～49%的患者无显著影响。尽管多个证据均表明，对于药物治疗无效的严重颈动脉狭窄患者，斑块的不规则或溃疡化特征会增加同侧卒中的发生率，但目前没有证据表明对于颈内动脉狭窄＜50%的溃疡性斑块患者，CEA或CAS优于最佳药物治疗。这一发现支持最大限度地依赖药物治疗。对于那些在出现颈动脉症状时未接受适当抗血小板治疗或他汀类药物治疗的患者，应当补充这些药物。如果患者已经在服用这些药物，则应最大化治疗强度，包括双重抗血小板治疗和大剂量他汀类药物治疗。如果药物治疗能够有效防止进一步的颈动脉症状，应继续进行药物治疗。然而，如果在最大化药物治疗后症状再次出现且无法找到其他病因，应进行进一步的卒中风险评估，以判断是否需要进行CEA或CAS治疗。

5．患者是否适合CEA

CEA可以在全身麻醉、颈椎阻滞区域麻醉下进行，或在某些情况下使用局部麻醉。目前无证据表明某种麻醉方式优于其他方式，选择麻醉方式主要取决于患者的具体情况、麻醉师和外科医师的偏好。

CEA的两种基本技术是常规技术和外翻技术，至今尚无一致证据表明某种技术优于另一种。在传统的CEA手术中，从颈总动脉起始处进行纵向动脉切开，并延伸到病变以外的颈内动脉。CEA术后通常会使用静脉、牛心包或假体补片进行血管补片闭合。研究表明，与初次闭合相比，补片闭合可以显著降低围手术期卒中和复发性狭窄的风险。最近，一项分析70 000多例接受初次CEA的患者的血管质量倡议研究显示，94%的患者使用了补片，其中牛心包补片使用最多（77%），其次为涤纶（19%）、ePE（2%）和静脉（2%）。通过多变量分析，牛心包补片与较少的再手术出血（$OR = 0.7$，$P < 0.01$）、较少的术后神经系统事件（$OR = 0.6$，$P < 0.01$）及1年内较少的再狭窄（$OR = 0.6$，$P = 0.01$）相关。

对于外翻内膜切除术，先在颈内动脉起始部位横切，并外翻其远端终点以清除游离的斑块，然后以端到端的方式将颈内动脉重新吻合。这种技术适用于那些颈动脉分叉处存在短局灶性病变的患者，特别是对于颈内动脉有多余部分的患者，外翻技术能有效避免潜在的动脉扭结。在这些情况下，可以在重新吻合前将颈内动脉拉下、拉直并切除多余部分。

许多外科医生在进行CEA时使用血管内分流器，以减少因颈动脉夹闭期间潜在的脑缺血期而引发的围手术期卒中风险。然而，由于分流器的使用可能增加栓塞性脑卒中的风险，因此一些外科医生倾向于选择性使用分流器，而非常规使用。颈动脉残端压力测量、术中神经系统监测（如脑电图或体感诱发电位）、经颅多普勒（transcranial Doppler，TCD）测量大脑中动脉血流及脑血氧饱和度监测等方法，已被用来评估颈动脉夹闭期间卒中风险，以帮助判断是否需要选择性分流。然而，目前尚无证据表明常规使用与选择性使用分流器在CEA期间的效果存在显著差异，需要通过综合评估来抉择。

如果围手术期发病率和死亡率超过6%，则在有症状的颈动脉狭窄患者中进行CEA的益处可能会有所下降。目前尚无有效的预测模型可以识别哪些患者可能因“高风险”而不适合CEA。但现有的CEA研究表明，只有极少数高危患者被归类为不适合进行该手术。

CAS可能会降低“高风险”患者的发病率和死亡率，然而，目前的研究未能证明CAS优于CEA。CAS与CEA对CEA高危患者的保护作用（SAPPHIRE试验）是一项随机对照试验，该试验旨在评估CAS相对于CEA的非劣效性。研究表明，尽管超过70%的患者为无症状的患者，CEA组因30天卒中/死亡率较高而受到批评，但两组间差异并无统计学意义。

非高危患者的CAS与CEA的Meta分析中的11项对比数据显示，在具有标准手术风险的有症状患者中，CAS与CEA相比，30天围手术期卒中或死亡率（8.2% vs 5.0%，*OR*＝1.72）及30天卒中、心肌梗死或死亡的发生率（*OR*＝1.44）更高。颈动脉血管重建术与支架植入试验（carotid revascularization endarterectomy vs stenting trial，CREST）对有症状和无症状患者的比较指出，虽然两组的30天复合终点（卒中、心肌梗死）无显著差异，但CAS组的30天卒中或死亡率明显高于CEA组（4.4% vs 2.3%，*HR*＝1.9），同时，CAS组30天MI发生率明显较低（1.1% vs 2.3%，*HR*＝0.5）。在有症状患者的亚组分析中，与CEA组相比，CAS组30天卒中或死亡的风险明显更高（6.0% vs 3.2%，*HR*＝

1.89），而30天MI发生率无显著差异（1.0% vs 2.3%，*HR*＝0.45）。

综上所述，根据目前可用的数据，大多数有症状的颈动脉狭窄患者接受CEA是安全的。然而，对于具有高风险解剖特征的患者（如复发性颈动脉狭窄、既往颈部放疗史、既往根治性颈清扫术或无法手术触及的病变）或患有严重心脏或肺部合并症的患者，可能更适合选择CAS或继续进行最佳药物治疗。

6．患者是否适合CAS

在有症状的颈动脉狭窄患者中，与CEA相比，CAS与30天卒中或死亡的风险增加相关。某些临床特征可能进一步增加这种风险。四项比较CAS与CEA的随机对照试验的Meta分析表明，虽然在＜70岁的患者中CAS与CEA的30天卒中/死亡率相似，但在70～74岁患者（*HR*＝2.1）和80岁以上患者（*HR*＝2.4）中CAS的30天卒中/死亡风险更高。

与CEA相比，CAS术后卒中/死亡风险更高的另一个临床特征是症状出现后就进行早期干预。对三项有症状颈动脉狭窄患者的CAS与CEA的随机对照试验Meta分析表明，在指标事件发生后的0～7天内，接受CAS治疗的患者30天卒中/死亡率明显高于接受CEA治疗的患者（9.4% vs 2.8%，*P*＝0.03）。在症状出现后的8～14天内，接受CAS的患者30天卒中/死亡率也较高（8.1% vs 3.4%，*P*＝0.04）。这一发现尤为重要，因为对于有症状的早期颈动脉狭窄患者，卒中复发的风险高于预期，且这些症状一旦出现，就需要决定是用CEA还是CAS及最佳药物治疗进行早期干预。

多项解剖学特征也会增加CAS相关围手术期卒中风险，其中许多已在主要CAS试验的二次分析中发现。这些特征包括主动脉弓钙化、Ⅱ型或Ⅲ型主动脉弓、颈动脉病变伴环状钙化或溃疡、病灶长度长、串联病灶及颈内动脉解剖结构曲折等。与CEA相比，接受CAS的老年患者在围手术期卒中风险增加的部分原因可能与这些高风险解剖特征有关。

7．CAS与经颈动脉血供重建（transcarotid artery revascularization，TCAR）

CAS通常经皮逆行进入股动脉。在进行主动脉弓血管造影后，选择颈总动脉并将导管推送到颈总动脉远端。然后通过病变的颈内动脉，并在病变远端放置过滤器以提供栓塞保护，随后对颈动脉病变行球囊扩张，再放置自膨胀式支架。

严重的主动脉或股动脉闭塞，或不利的弓解剖学结构，可能使患者无法通过股动脉途径进行CAS。针对这一问题，经颈动脉血供重建已成为一种替代CAS的治疗方法，它减少了许多与股动脉通路相关的并发症，以及由于不良的弓解剖结构可能导致的栓塞风险。TCAR通过启动从颈总动脉到股静脉的血流逆转来提供栓塞保护，从而避免需要穿过或操作有病变的血管。因此，相比CAS，TCAR可能与较低的围手术期卒中风险相关，在治疗具有高危CEA解剖学特征的患者中发挥了更大的作用。一项回顾性队列研究比较了646例TCAR患者与CAS患者，结果表明接受TCAR治疗的患者发生院内神经系统事件（包括脑卒中/TIA）或死亡的风险明显低于接受CAS的患者（2.2% vs 3.8%，$P=0.03$）。这一结果的差异主要归因于CAS组TIA风险的增加，而非脑卒中。另外一项研究表明，接受TCAR与接受CEA治疗的患者之间的住院结果相似，尽管TCAR组患者年龄较大且具有较多的高危医疗风险因素。尽管如此，这些早期结果仍需进一步研究来确认。

8．怎样对颈内动脉狭窄患者实行医疗管理

继发性缺血性脑卒中的预防（在初次脑卒中或短暂性脑缺血发作后）包括抗血小板治疗、他汀类药物治疗、高血压管理、糖尿病控制及生活方式改变，如戒烟、减肥和定期锻炼。

在卒中二级预防中，推荐的抗血小板治疗包括阿司匹林单药治疗、氯吡格雷单药治疗或阿司匹林–缓释双嘧达莫联合治疗。短期（21天）阿司匹林和氯吡格雷双重抗血小板治疗（dual-antiplatelet therapy，DAPT）能有效降低缺血性事件复发的风险，即使在轻度脑卒中或短暂性脑缺血发作发生后的早期（＜24小时）用药也能发挥作用。然而，长期使用DAPT可能增加出血并发症的风险，且未显示其他明确的益处，因此目前并不推荐。早期开始抗血小板治疗对于防止脑卒中复发至关重要。

根据对12项评估阿司匹林在二级脑卒中预防中的作用的试验数据汇总分析，阿司匹林的早期使用可显著降低复发性缺血性卒中的风险，在最初6周内，复发性卒中的风险降低了近60%，致残或致命脑卒中的风险降低高达71%。

与抗血小板治疗联合使用的他汀类药物是卒中二级预防的核心治疗方法。在通过积极降低胆固醇水平（stroke prevention by aggressive reduction in cholesterol levels，SPARCL）预防卒中的试验中，随机接受大剂量阿托伐他汀治疗的患者卒中复发率降低了16%。虽然LDL-C水平的降低程度与对复发性卒中或TIA的保护程度相关，但他汀类药物还通过稳定斑块等机制，减少复发性缺血性卒中的风险，具有抗炎作用，并能改善内皮功能。因此，针对缺血性卒中后的患者，目前的推荐是无论基线胆固醇水平如何，使用大剂量的他汀类药物（如阿托伐他汀80 mg/d），目标是将LDL-C水平降至＜1.82 mmol/L。

（二）椎动脉血管斑块

尽管影像学上观察到椎动脉的病理性病变（如动脉粥样硬化、夹层、骨赘压迫、发育不良、动脉炎或动脉瘤）并不罕见，但这些病变需要手术或腔内治疗的情况较为少见。尽管如此，高达20%的缺血性脑卒中涉及大脑后循环，其中约一半与大动脉闭塞或栓塞性疾病相关。后循环缺血的症状通常较为模糊且非特异性，但仍需进行进一步检查，因为有症状的椎动脉狭窄患者在5年内的脑卒中风险可达30%。

- 病史和体格检查、影像学：疾病类型
- 是否有椎基底动脉症状
- 是否有双侧椎动脉病变
- 病变椎动脉终止于小脑后下动脉，是否存在锁骨下动脉窃血
- 根据疾病部位选择治疗
- 如何评估手术风险
- 是否适合管腔内治疗
- 根据疾病部位怎样选择手术方式
- 怎样实行医疗管理

1．病史和体格检查、影像学：疾病类型

椎动脉狭窄是常见的动脉造影表现，头晕是常见的主诉，但两者并不一定存在因果关系。缺血影响大脑半球的颞枕区或脑干和小脑的节段，通常会引起双侧症状。椎基底动脉缺血的典型症状包括头晕、眩晕、跌倒、复视、口周麻木、交替性感觉异常、耳鸣、言语障碍、构音障碍和共济失调。当患者出现这些症状中的两种或更多种时，椎基底动脉缺血可能是病因之一。与后循环缺血相关的症状或体征需要通过CT血管造影（CT angiography，CTA）、磁共振血管造影（magneticresonanceangiography，MRA）或数字减影血管造影（digital subtraction angiography，DSA）进行充分的影像学检查。DUS可有助于识别生理性窃血（如椎动脉内的反向血流）。MRI也可能是必要的，尤其是在排除其他可能解释症状的病理状态时，以及进行梗死后脑部成像。成对椎动脉的外科解剖通常分为4段：①V1段，椎动脉起点，自锁骨下动脉起始至其进入C6横突的部位；②V2段，深埋于横突间肌肉和C6至C2的颈横突内；③V3段，位于C2横突与颅底之间，在进入枕骨大孔之前的颅外部分；④V4段，颅内部分起始于寰枕膜，终止于两条椎动脉汇合形成基底动脉。根据病因，影像学可以帮助确定椎动脉病变的处理方案。

当症状提示偶发性或位置性缺血，但椎动脉的静态影像无异常时，动态DSA检查可能有助于进一步诊断。如果发现骨赘压迫，可能需要进行神经外科减压或V3段旁路手术。

2．是否有椎基底动脉症状

动脉粥样硬化是椎动脉疾病的最常见原因，大多数患有动脉粥样硬化椎动脉病变的患者通常是无症状的，因为对侧椎动脉和颈动脉通过完整的Willis环提供了良好的侧支循环。无论对侧椎动脉的通畅状态如何，一条正常的椎动脉通常足以充分灌注基底动脉。无症状的患者应接受药物治疗。研究发现，椎动脉疾病合并椎基底动脉循环症状的患者需要进一步评估。这些症状可能由栓塞或低流量引起。栓塞性症状通常在时间上不可预测，且可能导致脑卒中。相对而言，低流量引起的症状往往是短暂且反复出现的，通常可以预见，且常由卧位快速站立等动作引发，因而容易预测。幸运的是，这些血流动力学机制较少导致脑卒中，但在某些情况下，症状可能致残并需要治疗。对于抗血小板治疗无效且有栓塞症状的患者，应考虑进行干预。对于有血流动力学异常症状的患者，也应考虑进行治疗。

3．是否有双侧椎动脉病变

由于单个正常椎动脉足以正常基底动脉，因此低流量引起的症状需要双侧显著椎动脉狭窄或闭塞，除非存在锁骨下动脉窃血或异常解剖。当血流动力学症状足够严重并且双侧椎动脉都有明显病变时，干预是必要的。

4．病变椎动脉终止于小脑后下动脉（posterior inferior cerebellar artery，PICA），是否存在锁骨下动脉窃血

在锁骨下动脉闭塞性疾病患者中，在没有双侧椎动脉疾病的情况下，可能出现椎基底动脉血流动力学异常症状，从而导致椎动脉窃血现象。在一根椎动脉不与基底动脉连接，而是终止于PICA的患者中也会出现这种现象。在这些情况下，尽管有正常的、通畅的单侧或双侧（盗血）椎动脉，如果症状严重，也是需要干预的。

5．根据疾病部位选择治疗

具有血流动力学或栓塞原因的后循环异常症状和适度可识别闭塞性病变的患者应接受适当的抗血小板和他汀类药物治疗，并考虑进行手术或血管内干预。最佳治疗类型取决于是否需要治疗V1段与V2段，或导致窃血的锁骨下动脉狭窄。在锁骨下动脉狭窄的患者中，如果认为手术或支架植入术的风险可控，锁骨下动脉血管重建术应考虑行DUS显示同侧椎动脉反向或来回血流和适度的后循环异常症状。

6．如何评估手术风险

应进行适当的手术风险评估，以帮助确定开放手术或血管内治疗是否更合适。评估包括患者良好的运动耐量和椎动脉外科医师团队的经验水平。有症状病变超出椎动脉起始处的适合手术的患者，包括完全V1和V2段闭塞的患者，如果V3段可以重建，则可以考虑进行颈总动脉至远端椎动脉旁路，这是重建的合理目标。旁路必须有足够的GSV或桡动脉通路。

7．是否适合管腔内治疗

椎动脉近端狭窄的患者若病变局限于锁骨下动脉的椎动脉起始处（V1段），

如果不适合手术者，则考虑进行近端椎体血管成形术和支架植入术。血管内介入治疗应被视为第二选择，因为其耐用性不如外科转位术且支架断裂率相对较高。然而，由于相对较少的外科医生擅长椎动脉疾病的开放手术治疗，现在许多V1节段椎体疾病采用血管内方法进行治疗。由于干预后的动脉血栓形成率很高，应谨慎处理更多的远端椎体病变。

8．根据疾病部位怎样选择手术方式

（1）椎体至颈动脉转位

近端椎动脉狭窄，局限于锁骨下动脉至椎动脉起始处（V1段），建议通过椎体至颈总动脉转位手术治疗。近端椎动脉的入路与锁骨下颈动脉转位的入路相同，在胸锁乳突肌的两个头之间，颈总动脉内侧，迷走神经和颈静脉外侧。一旦确定在椎静脉和颈交感神经丛深处发现椎动脉，向上解剖至颈长肌腱水平，向下解剖至锁骨下动脉起点，暴露其长度2～3 cm。当完全暴露时，选择合适的位置在颈总动脉中重新植入。椎动脉V1段的远端被夹在颈长肌边缘下方。使用小的单丝缝合线作为穿针，将近端椎动脉直接在狭窄上方结扎。动脉在这个近端水平分开。然后交叉夹住颈总动脉，用主动脉打孔器在颈总动脉后外侧壁进行椭圆形5～7 mm动脉切开术。吻合以降落伞方式进行，采用连续7-0号聚丙烯缝合线，避免椎动脉上的任何张力，这可能容易撕裂。在完成吻合之前，进行标准的冲洗操作，缝合剩余部分开口，并重新建立流量。该手术在高水平医疗中心的综合死亡率和卒中发生率为1%。

（2）椎动脉PTA/支架

在过去十年中，椎动脉疾病的血管内治疗（通常采用支架植入术）逐渐成为手术的替代方法。椎动脉的血管内通路相对简单，手术可在局部麻醉下进行，这样可以对患者进行连续的神经系统监测。大多数病例采用股动脉入路，尽管也有通过臂动脉或桡动脉入路的情况。手术过程中，使用0.014英寸（1英寸＝2.54 cm）或0.018英寸导丝穿过狭窄病变，并通过冠状动脉尺寸较小的球囊和支架进行治疗，且可以有或无栓塞保护装置。围手术期风险包括栓塞、血管破裂、血栓形成、动脉夹层及支架错位或断裂。

在一项由Jenkins等进行的研究中，105例因症状性椎动脉疾病接受血管内支架植入术的患者中，影像学改善率达到100%（残余狭窄≤30%）。笔者报告的30天内围手术期死亡率为1%，围手术期并发症发生率为4.8%。在1年的随访中，有6例患者死亡，5例发生椎基底动脉卒中。在2.5年的随访中，70%的患者保持无症状，但13%的患者出现再狭窄并需要再次治疗。

在椎动脉或颅内动脉症状性动脉粥样硬化病变的支架植入试验中，18例椎动脉疾病患者接受了PTA和支架植入术，其中17例（94%）获得了手术成功，未出现围手术期神经系统并发症。然而，研究人员报告了6个月时的再狭窄率为50%，且39%的病例出现症状。Ogilvy等报告了一项为期21个月的随访研究，使用药物洗脱支架治疗椎动脉起始部狭窄。他们发现，支架内再狭窄（直径超过50%）的发生率在使用药物洗脱支架的患者中为17%，而在使用非药物洗脱支架的患者中为38%。其他研究也表明，药物洗脱支架可以显著降低再狭窄率；然而，大多数研究的患者随访时间较短（少于1年）。此外，2014年进行的一项Meta分析对480个病例进行了研究，其中309个病变使用裸金属支架，175个病变使用药物洗脱支架。结果显示，血管造影再狭窄的发生率在药物洗脱支架组显著低于裸金属支架组（8.2% vs 23.7%，$P < 0.001$）。最后，一项关于椎动脉支架植入术的Meta分析纳入了980例患者，报告了30天卒中发生率为1.1%，21个月轻症状复发率为6.5%。

椎动脉疾病的血管内治疗与手术成功率相关，相较于单独使用PTA的初步报告，药物洗脱支架等新技术已经改善了再狭窄率。尽管支架植入术提高了临床耐久性，但也增加了固有的并发症风险，如支架错位和晚期支架断裂，这些情况在现代研究中较为少见。药物洗脱支架治疗需要长期的双重抗血小板治疗，目前尚不清楚不同类型的支架材料对治疗结果的具体影响。目前，尚无证据支持PTA的常规应用或椎动脉支架植入术优于最佳药物治疗，还需要进一步的研究来确定是否首选手术干预。

（3）颈动脉至V3段搭桥手术

此类重建通常作为旁路手术进行，通常从颈总动脉到C1～C2脊柱水平的V3

段。皮肤切口位于胸锁乳突肌前方的上颈部，类似于CEA时使用的切口。通过解剖颈静脉与胸锁乳突肌前缘之间的区域，暴露并保护脊髓副神经的颈后部分。肩胛提肌通过去除其上方的纤维脂肪组织得到识别。一旦肩胛提肌前缘显露，可见C2前支。以神经支作为导向，使用直角夹滑入肩胛提肌下方和神经支上方，并将肌肉从C1横突处横切。C1和C2之间的椎动脉在分割C2支后很容易识别。一旦椎动脉在该水平圆周暴露，颈动脉被解剖并准备作为旁路移植物的入路。使用小型“J”形夹轻轻抬高椎动脉，分离出一个短节段用于端到侧吻合。椎动脉在足够短的长度上纵向打开，以容纳旁路导管的铲形端。端侧吻合用连续的8-0号单丝缝合线完成。移植物的近端穿过颈静脉并与颈动脉完成近端吻合。吻合完成前进行标准的冲洗操作。虽然大隐静脉是最佳选择，但其他血管如桡动脉也已成功应用。

有研究表明颈动脉至V3段旁路手术的死亡率和卒中总发生率为4%。当患者同时接受椎动脉和颈动脉血供重建时，风险通常会增加。手术发病率包括脑卒中（＜1%）、即刻血栓形成（1.4%）及迷走神经和喉返神经麻痹（2%）的风险。椎动脉疾病的开放血供重建的长期结果通常较好，10年无卒中生存率和通畅率可达到90%。尽管相关研究数量有限且这些报告仅包含中等规模的病例系列，但开放椎动脉重建的结果被认为更有效。

9．怎样实行医疗管理

对于有狭窄或闭塞性动脉粥样硬化性椎动脉病变的无症状患者，不建议进行手术或血管内治疗。这些患者应接受药物治疗，包括抗血小板药物和他汀类药物，同时戒烟并治疗任何相关的高血压、糖尿病和心脏病。

（三）颈总、头臂干、左锁骨下动脉斑块狭窄

头臂干、颈总动脉或锁骨下动脉的闭塞性疾病较为少见，占脑血管病变的9%以下。此外，这些弓形血管相关的疾病在脑血管手术中所占比例低于5%，大多数患有弓形血管疾病的患者年龄在60岁以上，且通常比孤立性颈动脉分叉病患者年轻。这些患者通常有广泛的吸烟史，并伴随多种动脉粥样硬化的危险因素。

- 怎样判断病变累及的动脉
- 串联颈内动脉病变是否需要治疗
- 怎样计划颈内动脉的干预
- 颈总动脉支架植入之前需进行颈内动脉远端夹闭试验
- 颈总动脉开放手术是否可行
- 颈总动脉闭塞是否适合血管内介入治疗
- 头臂干累及病变患者是否适合胸骨切开术
- 局部头臂干病变是否适合内膜切除术
- 至少有一根未病变的弓上分支血管时是否适合血管内介入治疗
- 合并无名动脉、对侧颈总动脉及锁骨下动脉病变有哪些手术方式

1．怎样判断病变累及的动脉

推荐用于无症状但显著（＞50%流量减小或直径减小）狭窄的治疗取决于涉及头臂干、颈总动脉或锁骨下动脉中的哪一段。

颈总动脉闭塞较为少见，其在无症状患者中的发生率尚不明确。不到4%的卒中患者会出现颈总动脉闭塞。对于需要治疗的闭塞性颈总动脉病变，应考虑进行开放性血供重建。

25%～85%的有症状的大血管疾病患者伴有严重的多支血管病变。与影像学检查中偶然发现的无症状弓形血管疾病不同，归因于这些病变的有症状疾病应根据患者的具体情况进行治疗。治疗策略和最佳重建方式的选择取决于患者的整体情况、涉及的血管数量及疾病的分布。

由于这些血管位置的复杂性及开放性暴露手术可能带来的高风险，大多数单一弓形血管疾病应优先选择血管内治疗方法，根据每条动脉（头臂干、颈总动脉和锁骨下动脉）的情况进行个体化治疗。

升主动脉必须通过术前成像（通常是CTA）进行详细评估，以决定是否适合夹闭并建立升主动脉至弓形血管的旁路。升主动脉通常不受动脉粥样硬化的影响，但沿前壁和右侧壁的动脉粥样硬化斑块或钙化可能会妨碍夹钳的放置，从而影响流入吻合的操作。

2．串联颈内动脉病变是否需要治疗

术前应评估同侧颈内动脉，以确定是否需要同时治疗颈总动脉和颈内动脉病变。一般来说，管理颈内动脉病变的指征应根据其本身的特征来考虑。任何伴有同侧症状且≥50%颈内动脉狭窄的患者均应考虑进行串联治疗，因为很难明确判断是哪个病变引起了症状。有明显颈内动脉狭窄并且近端颈总动脉或头臂干病变严重到需要治疗的无症状患者也应考虑进行串联治疗。

3．怎样计划颈内动脉的干预

如果计划对颈内动脉狭窄患者进行治疗（CEA或CAS），且患者存在无症状但显著（＞50%）的颈总动脉狭窄，则必须评估颈总动脉病变的潜在治疗可能，以避免影响颈内动脉干预治疗的效果。对颈总动脉病变的治疗可以采取开放解剖或解剖外血供重建、混合血供重建或血管内介入治疗。在无症状患者中同时进行混合型近端颈总动脉血管内介入治疗与分叉CEA的做法尚存在争议。有研究显示，结果与单纯CEA相似；而其他研究则表明，在分叉CEA中加入颈总动脉近端干预可能会增加脑卒中风险（3%～10%）。然而，来自血管质量倡议的最新数据表明，使用这种混合方法治疗无症状患者时，脑卒中和死亡的发生率较低（2%）。因此，当颈总动脉狭窄具有明显的血流动力学意义时，建议选择性进行近端无症状颈总动脉干预，尤其是在体格检查（如脉搏差和向上冲击）和DUS检查中发现颈总动脉远端和颈内动脉有迟滞现象和细小波形时。这些发现提示流入可能不良，可能对分叉重建的结果和持久性产生不利影响。然而，治疗颈内动脉和颈总动脉串联病变的情况在＜1%的CEA病例中发生。对于有指征的患者，同时重建的好处包括颈内动脉远端手术时的栓塞保护，以及在颈总动脉支架植入后积极冲洗动脉腔内的碎屑。此外，由于我们首选的颈总动脉和头臂干治疗方法是颈椎逆行入路，因此在伴随干预的情况下，避免了CEA后分期手术的再次

暴露。

如果不需要干预颈内动脉，则需要对无症状的颈总动脉病变进行医疗管理和监测。尽管有学者主张对几乎闭塞的颈总动脉近端狭窄进行干预，但目前尚无充分证据支持治疗无症状的颈总动脉近端狭窄。

4．颈总动脉支架植入前需进行颈内动脉远端夹闭测试

如果不计划在CEA期间进行分流，则应在CEA之前进行颈内动脉远端夹闭侧测试。此过程中，应升高全身血压，评估是否可以通过侧支循环优化脑血流。夹住颈内动脉1～2分钟，同时监测患者的神经系统状态（若清醒）或脑电图变化，或残端压力（若在全身麻醉下）。任何脑电图侧向减慢或残端压力＜50 mmHg均视为夹钳不耐受。如果夹钳试验耐受良好，可继续进行颈总动脉支架植入并随后进行CEA。若无法耐受，则应在进行颈总动脉支架植入之前进行CEA分流术。

5．颈总动脉开放手术是否可行

应评估关于颈总动脉开放手术和逆行入路的可行性。在颈部曾接受放射治疗或手术的患者中，严重的颈总动脉病变和低位颈动脉分叉可能会降低颈部通路的可操作性。

因此，颈部开放暴露与逆行大血管支架植入术能提供优异的脑栓塞保护，因为它是唯一能够直接夹住颈动脉的方法。此外，颈椎通路允许使用更短且更直接的路径穿越病变进行支架植入，同时避免经过主动脉弓及其他动脉开口。然而，可能需要同时建立股动脉通路，以获得足够的影像资料来准确确定大血管的起始部位和病变解剖结构，从而减少主动脉弓操作带来的不良影响，并降低中风发生的风险。

6．颈总动脉闭塞是否适合血管内介入治疗

局灶性、非闭塞性主动脉弓血管疾病的首选治疗方法通常是创伤较小的血管内介入治疗。然而，影响血管内治疗适应性的因素包括完全闭塞、偏心或长段病变，以及可能导致栓塞和夹层的复杂病变扩展至主动脉弓。这些病变中的钙化可能呈长段、大面积、偏心或环形，因此可成为血管内治疗的禁忌证。对于不适合血管内治疗的病变，可通过开放手术重建来处理。

7．头臂干累及病变患者是否适合胸骨切开术

当主动脉弓病变广泛，且无合适的入路进行血管内治疗，应评估患者是否适合胸骨切开直接进行开放式主动脉解剖重建。许多患有主动脉弓血管闭塞性疾病的患者伴有显著的心脏病变，在任何解剖重建前必须进行心肺风险分层。此外，部分患者可能曾因冠状动脉疾病接受过胸骨切开术，这时需考虑再次进行胸骨切开术的巨大风险。如果患者无法接受胸骨切开术和直接修复，且也不适合进行杂交手术，可以考虑行经解剖外股动脉至腋动脉搭桥。

8．局部头臂干病变是否适合内膜切除术

对于局部头臂干病变，可考虑采用头臂干内膜切除术而非搭桥术。然而，随着血管内治疗技术的发展，大多数此类病变如今可通过血管内方法进行治疗，因此开放手术已经很少使用了。

9．至少有一根未病变的弓上分支血管时是否适合血管内介入治疗

如果存在健康的主动脉分支可作为旁路流入道，可通过解剖外旁路治疗有症状的主动脉弓多分支病变。而如果所有分支均有病变，但其中一条可通过支架治疗，则该分支可作为“未患病”供体动脉，为旁路提供流入道。尽管有报道称与解剖外重建相比，经胸或主动脉直接旁路治疗多支血管疾病通畅性更好，且发病率/死亡率相似，但这些数据多来自有经验的医院，且通常是在应用支架前的研究结果。另有研究显示，经胸重建的风险较高，包括肺部并发症、胸骨伤口感染和喉返神经损伤，以及更高的治疗费用。因此，应根据患者的表现、体质、解剖结构及疾病程度，权衡治疗方式，以减少手术发病率和死亡率，同时考虑长期通畅性。特别是对于依赖单个病变弓分支血管的患者，腔内治疗单支病变弓形血管时，若血流依赖解剖内重建，可能存在持久性较差的问题。总的来说，腔内方法虽然发病率和死亡率较低，但长期通畅性差。比较结果显示，胸外/经颈动脉重建的发病率和死亡率略低于开放式直接重建。经胸入路在5年内的耐久性和通畅率超过95%，而孤立的解剖外旁路为80%～94%。然而，这一差异不能排除解剖外血运重建的可行性。对于合并症较少的患者，开放式直接重建仍是合适且持久的治疗选择。

10．合并无名动脉（innominate artery，INN）、对侧颈总动脉（common carotid artery，CCA）及锁骨下动脉（subclavian artery，SCA）病变有哪些手术方式

（1）SCA-CCA搭桥

应使用未患病的同侧锁骨下动脉通过旁路恢复颈总动脉血流。如果需要，可以在计划进行CEA时一并进行。旁路可以定位于CCA或CEA位置。对于轻度至中度SCA病变，腔内治疗手段也可作为可行方案，以其作为流入道血管。相比使用大隐静脉，锁骨下–颈动脉搭桥时人工血管的效果更佳。术中卒中发生率通常≤5%，且使用人工血管时，5年通畅率约为90%。手术通常通过锁骨上方、胸锁乳突肌上方的横向切口进行，比起转位手术进行臂部血运重建，此方法稍显外偏。通过胸锁乳突肌及颈内静脉后方暴露颈动脉。在前斜角肌上识别膈神经，并在剥离血管时保护膈神经。臂丛解剖侧受到保护，锁骨下动脉通常会被移动，并且旁路通常置于颈静脉下方。与近端血管内介入的CEA相比，联合锁骨下旁路（subclavian bypass，SCB）至CEA会增加卒中和死亡率（3%～6%）。然而，将CEA与SCB结合不会显著改变脑卒中风险。

（2）对侧CCA与主动脉-CCA搭桥

若同侧SCA无法作为CCA旁路合适的供体血管，而对侧CCA无明显的近端狭窄，可以将其作为供体血管。对于CCA-CCA旁路，通常使用假体移植物，通过椎前筋膜上的咽后路径，从供体侧的颈部底部倾斜放置到颈动脉的吻合处或与CEA的分叉处。对于适合的患者，可以考虑胸骨切开术直接进行主动脉-CCA重建或主动脉–颈动脉搭桥术。

（3）CCA和颈内动脉（internal-carotid-artery，ICA）的经股动脉支架植入术

ICA和CCA支架的同时植入应按Moore和Schneider先前描述的顺序进行，通过经股动脉入路并使用脑栓塞保护装置。该技术包括：如有需要，穿越CCA病变部位并进行预扩张以置入输送鞘；在ICA部署栓塞保护装置，并在ICA病变部位进行支架植入；最后在CCA病变部位植入支架，完成手术。由于多数弓部血管病变伴随主动脉弓疾病，所有支架在弓形血管中应放置于所有病变近端的主动脉

几毫米处，并向弓内展开。我们更倾向使用支架移植物。在2%～6%的个体中，左椎动脉可能起源于主动脉弓，位于或靠近CCA起点，若出现此情况，开放血供重建可能是最佳选择。

（4）先CEA分流，再放置逆行CCA支架

使用该方法时，CCA病变部位必须位于计划分流的近端范围以下，以避免分流置入期间发生栓塞。大多数CCA病变部位位于起始处，因此通常不存在问题；但若CCA病变较长或更靠近中央，应尽量避免分流。也可选择使用环形分流器，减少对CCA的依赖。该手术从CEA开始，采用外科标准技术进行分流。完成CEA并移除分流器后，可以通过补片、补片缝合线或补片近端进入逆行CCA进行支架植入，ICA保持夹闭。笔者更倾向于通过固定补片缝合线在护套两侧紧固横向缝线，利用其在干预期间建立顺行外侧颈动脉流动并轻松冲洗CCA中的碎屑。拔出保护套后，进行标准冲洗并完成修复。需特别注意不要在初期逆行CCA导丝通道时造成夹层。其他方法需要扩大贴片或CCA中的穿刺部位以确保充分冲洗，然后关闭缺损。

（5）CEA之后的逆行CCA支架

采用该方法时，首先进行逆行CCA支架植入，并临时夹住斑块远端正常的ICA以防止脑栓塞。在进行CCA穿刺时，将其纳入CEA计划的动脉切开术中。这样，碎片可在支架展开后从延伸的动脉切开术中冲洗掉。一些学者建议在CEA期间使用分流器，保证CCA血流通畅并避免在CEA过程中支架部位产生碎屑堆积。也可使用肝素溶液进行近端大量冲洗，并在CEA之后、补片闭合并恢复ICA血流之前进行顺行CCA的冲洗，从而避免对CEA位点的后续操作。

（6）夹钳保护，逆行CCA支架

为了有效保护大脑，需要暴露出中部或远端的颈总动脉，以及无病变的ICA起始部和外侧颈动脉。首先夹住ICA，随后进行逆行CCA鞘管的置入与干预。手术结束后，用肝素盐水冲洗介入区域，并夹住接近通路的CCA和外颈动脉（external carotid artery，ECA）。移除鞘管后，扩大穿刺部位并进行强力冲洗，同时对动脉切开部位进行初步修复。类似于CEA夹钳松开操作，在重新建立ICA

血流之前，允许ECA中血流逆行。某些学者也可能只在远端夹住CCA进行介入和干预，移除鞘管后再夹住下方的CCA，这种方法允许通过扩大的CCA进行逆行和顺行的冲洗，但ICA并未得到独立保护。

（7）具有远端栓塞保护的经股动脉支架

这是类似于串联病变的血管内治疗，建议首先穿过CCA病变并在必要时进行预扩张，以便为输送鞘的置入创造条件。然后，将栓塞保护装置置入ICA，再在CCA病变部位放置支架以完成手术。部分报道中会选择性使用栓塞保护，或直接不使用。

（8）逆行经颈、经臂或顺行经股INN动脉支架

如果INN病变不涉及CCA或SCA根部，可以选择经颈、经臂或顺行经股的入路，或这些方法的组合。开放的逆行经颈通路与CCA病变类似，也可以结合臂部或股部通路用于成像。这些方法适用于孤立的INN病变。与肱动脉通路结合使用时，可以通过两条直接通路穿越并治疗INN病变，同时提供外科脑保护，方便处理分叉夹层或栓塞并发症。若不使用颈部通路，则可通过股动脉通路在球囊扩张和支架放置前，在ICA中部署栓塞保护装置。有些情况下可能需要股动脉和肱动脉通路才能实现完整的诊断和治疗。与经颈入路相似，笔者偏好将肱动脉通路与经股动脉方法结合使用，以进行成像和替代治疗路径。其他人则不常规使用多通路或栓塞保护装置来处理INN病变。INN病变通常是连续性病变，并且容易蔓延至主动脉弓，通常需要预扩张，仅使用血管成形术效果有限。由于INN病变的体积较大，球囊扩张支架几乎普遍使用。支架应置于病变近端主动脉几毫米处，并展开到弓部。推荐使用支架移植物。

（9）逆行经颈、经臂INN、右侧CCA和右侧SCA支架

INN病变可能与CCA和SCA疾病并存。在这种情况下，笔者更倾向于通过经颈和经臂入路进行逆行INN支架植入，并通过外科颈动脉夹闭提供远端栓塞性脑保护。开放式CCA通路与臂部通路联合使用，可在INN支架植入后进行逆行CCA/SCA起源血管成形术，并通过吻合方式将支架植入INN。INN支架应置于病变之外几毫米处，充分展开到主动脉弓内。在一些情况下，可能需要通过股动脉

通路进行全弓成像，以明确INN病变及主动脉弓壁的情况，这时应在适当位置植入支架。

（10）解剖外旁路植入支架

对于血管状况良好或可通过血管内治疗的患者，采用SCA、CCA-CCA旁路的解剖外重建形式可以单独使用或联合使用，是否介入供体血流均可选择。目前尚缺乏具体数据来评估血管内介入治疗在闭塞性疾病中的解剖外重建效果。耐用性可能与血管内治疗成分相关，因此选择此治疗时需谨慎。大血管支架的5年初次通畅率为60% ～ 75%。近期SCA和CCA-CCA旁路的研究表明，手术死亡率低于2%。围手术期卒中率在CCA-CCA旁路中为4% ～ 6%，而SCA旁路则较低，约为3%。对于无法耐受胸骨切开直接主动脉重建的患者，可考虑进行股至腋窝的解剖外旁路，并在需要时进行SCA到颈动脉的辅助旁路。

（11）INN动脉内膜切除术

进行INN动脉内膜切除术时，需要考虑主动脉弓的病变程度和左侧CCA的接近性。如果病变局限且主动脉弓无碎屑或钙化，且适合侧咬钳放置，并且LCCA未受到影响，可以在无需体外循环的情况下进行动脉内膜切除术。然而，INN病变通常与主动脉弓的动脉粥样硬化相关，可能带来钳夹损伤、栓塞、主动脉夹层或外膜变薄的风险。当弓形结构存在时，应避免进行动脉内膜切除术，以免造成不必要的双侧脑缺血。左侧CCA与INN起点较近时，适当放置J钳可能会影响LCCA（left common carotid artery，左颈总动脉）流动。升主动脉通常较柔软，适合作为更直接的旁路入口。如果条件允许，动脉内膜切除术可通过胸骨正中切开，并分离胸腺和心包脂肪组织。左头臂静脉通常可以保留，但有时也需要分离。根据解剖结构，可能需要打开心包囊以便于暴露和夹紧。INN必须充分分离，根据病变长度，可能需要分叉控制，避免损伤右侧迷走神经和喉返神经。内膜切除术应从远端开始，朝近端主动脉进行，注意避免过薄的内膜切除平面。90%以上的患者没有再狭窄和复发症状。

（12）主动脉弓血管搭桥

与INN动脉内膜切除术相似，行胸骨正中切开术，分离胸腺和心包脂肪，打开心包，分离左头臂静脉，移植物通常可以顺利放置在下方。检查升主动脉，并确认钳位。将弓形血管解剖至适当的钳位位置，必要时可通过切口延伸或单独切口来进一步暴露。使用人工血管完成主动脉弓血管旁路，涤纶和ePTFE（expanded polytetrafluoroethylene，膨体聚四氟乙烯）材料差异不大。将血压降低至80～90 mmHg的收缩压，用加强侧咬钳进行升主动脉夹紧。近端升主动脉吻合术应置于前右侧侧壁，以避免血管扭结或受压。多支血管重建可通过分叉移植物完成，但较大的主体移植物可能在纵隔内受压，因此更倾向于使用直径为8 mm或10 mm的小型移植物，带有缝合分支。去除胸腺和脂肪组织有助于提供足够的纵隔空间。左侧SCA暴露较困难，但通常可以与主动脉主干吻合。对于左侧SCA远端部分的血供重建，可能需要单独切口或分期解剖外重建。在适当选择的患者中，通过胸部血供重建的结局可接近解剖重建，死亡率和卒中率低于2%。

（13）用弓形血管移植物进行主动脉置换与解剖外搭桥

当升主动脉和主动脉弓的病变过大，无法进行主动脉起始搭桥术或INN内膜切除术时，应将患者转诊心脏专科进一步的评估和治疗。外科手术进行主动脉弓和/或升主动脉置换，并同时进行大血管直接重建，这需要完全体外循环，可能伴随低温循环停止和脑灌注。如果无法进行此类手术，可考虑为部分患者实施股腋旁路，并根据需要进行额外的胸外弓支旁路重建。

二、胸主动脉病变

（一）胸主动脉瘤

主动脉弓仅占主动脉的一小部分，但由于其位于纵隔内的独特位置及复杂的解剖结构，手术和血管内治疗均具有较大挑战性。无名动脉近端心包反折的上部附着处标志着主动脉弓的起始位置，主动脉弓的末端位于左侧锁骨下动脉远端，周围由壁层胸膜和动脉韧带固定。通常，左侧主动脉弓向后并向左延伸，发出无名动脉、左颈动脉和左锁骨下动脉（left subclavian artery，LSA）。

主动脉弓的病变与其他主动脉段类似，包括动脉瘤、急性或慢性夹层、穿透性溃疡和壁内血肿。在超过50%的病例中，弓形动脉瘤常伴随邻近主动脉节段病变，且慢性夹层是其最常见的病因。主动脉弓病变的其他病因包括结缔组织病、内膜变性、感染、外伤和主动脉炎。

了解复杂的开放式主动脉弓修复手术风险及血管内修复所面临的挑战，对于制定治疗方案至关重要。

- 需血管成像证实胸主动脉瘤
- 存在破裂风险是否需要修复
- 是否存在复杂的疾病或病理学改变
- 胸主动脉瘤是否有高手术风险因素
- 是否存在高危血管内解剖
- 胸主动脉瘤是否可以进行血管内修复
- 当胸主动脉瘤发生时可以进行哪些手术方式
- 胸主动脉瘤术后怎样监测

1．需血管成像证实胸主动脉瘤

胸部CTA是评估主动脉弓动脉瘤的理想成像方式。通过前瞻性或回顾性ECG（electrocardiogram，心电图）门控技术，可提高时间分辨率并减少运动伪影，从而提升测量精度。如果需要进行解剖外血供重建，建议对主动脉弓及其分支的近端和中段进行成像。虽然术前并非必须进行脑动脉成像，但如果患者术后出现神经系统并发症，则术前基线影像数据将非常有助于后续治疗与评估。

在确定治疗方案时，必须评估主动脉弓病变的范围，通常可以在Ishimaru区域4中进行描述（0表示无名动脉起点无病变，1表示颈总动脉起点受累，2表示左侧锁骨下动脉起点受累）。此外，了解正常主动脉的情况至关重要。其他需考虑的因素包括主动脉弓的延长程度、解剖类型（左侧或右侧弓）及血管异常（如椎动脉弓起源或异常 SCA）。同时，必须检查是否存在夹层、破裂、动脉粥样硬化或钙化。对于破裂的主动脉弓动脉瘤，需紧急修复，除非患者被评估为不适合治疗。

2．存在破裂风险是否需要修复

关于主动脉弓动脉瘤破裂干预的建议存在较大差异。由于孤立性主动脉弓病变较其他主动脉病变发生的频率低，缺乏专门针对弓动脉的临床证据。因此，当前的标准往往借鉴其他主动脉节段的经验，并应用于弓动脉瘤的治疗。一般来说，主动脉弓动脉瘤的干预指征包括低危患者主动脉直径≥5.5 cm、生长速度超过每年 0.5 cm、出现症状或破裂的动脉瘤。制定干预策略时，必须充分考虑患者的具体风险情况。

在某些情况下，患者可能因其他临床需求（如化疗、放疗或紧急手术）而需快速恢复。这类情况下，即便患者的手术风险较低，也应考虑血管内干预。

3．是否存在复杂的疾病或病理学改变

一些解剖学特点可能增加开放性修复的难度，从而提高术后并发症的风险。常见的风险因素包括缺乏健康的主动脉段用于吻合（如动脉瘤延伸至降主动脉）、动脉瘤扩展至分支血管、存在溃疡或钙化组织，或弓形动脉分支血管和远端吻合部位移位严重且难以触及。这些风险因素需要外科医生特别关注，可能需要选择混合修复方案。

对于年轻患者或已知患有结缔组织病的患者，应考虑进行完全开放修复，因为这种方法通常能提供更持久的效果。在这种情况下，血管内治疗设备的使用存在争议，特别是对于近端和远端脆弱的主动脉组织。

4．胸主动脉瘤是否有高手术风险因素

患者的整体健康状况对治疗方案的选择有重大影响。一般来说，心脏直视手术后的不良结局与以下临床危险因素相关：年龄＞70 岁、肾功能不全、晚期肝病、肺功能不全、术前右心室功能不全及低心输出量。此外，虚弱、较高的康复需求及更高的住院护理率，通常与较低的心脏手术术后生存率和较差的中期预后相关。

增加手术风险的因素还包括瓷化主动脉、既往纵隔炎、放疗史、胸壁畸形及既往手术并发症。重新行胸骨切开术时，右心室可能因与胸骨的粘连而增加风

险，尤其是胸骨中线附近或接近胸骨的未闭冠状动脉移植物。Euroscore Ⅱ评分升高是公认的心脏直视手术后风险预测因子。

若患者存在上述一种或多种高风险特征，血管内治疗或混合治疗策略应作为首选方案进行考虑。

5．是否存在高危血管解剖结构

严重主动脉弓动脉粥样硬化及近端弓支动脉的动脉粥样硬化是血管内主动脉弓修复的相对禁忌证。这些病变的动脉可能对导管和导丝的操作产生不利影响，进而增加动脉粥样硬化栓塞的风险。事实上，脑卒中一直是该手术的主要致命风险，尽管近年来，随着医院积累更多经验，脑卒中的发生率有所下降。

近端密封区直径超过38 mm可能导致Ⅰa型内漏和治疗失败，因此应避免使用弓形分支移植技术。

机械主动脉瓣的存在也是血管内修复的相对禁忌证，因为该手术涉及将输送系统的鼻锥通过主动脉瓣，这可能引起主动脉瓣损伤。在极少数情况下，定制化的输送系统可以考虑用于治疗。

6．胸主动脉瘤是否可以进行血管内修复

当满足手术标准时，对主动脉弓病变进行血管内修复是可行的。首先，升主动脉的直径应不超过38 mm，并且升主动脉近端80%的直径应相对均匀，特别是在窦管交界处。理想的近端和远端锚定区长度应≥20 mm，较长的密封区通常更为理想。在近端锚定区中，要求具有均匀直径的适当长度，以确保主动脉壁与弓形覆膜支架近端密封支架紧密贴合。如果弓形覆膜支架植入到受损的近端锚定区，常常会导致Ⅰa型内漏，这通常是由于支架与主动脉弓近端内曲线不良对位所致。在高危患者中，即使进行重新干预，也极其困难，因此强调了在治疗前对患者进行严格筛选的重要性。

7．当胸主动脉瘤发生时可以进行哪些手术方式

（1）开放手术弓修复

简单的主动脉弓修复通常只需要在体外循环下进行半主动脉弓重建。半主动脉弓重建包括在无名动脉近端构建一个吻合口，斜切进入弓的较小曲线区域，从

而在保留分支血管的前提下，替换部分或全部弓的较小曲线。对于更复杂的病理情况，患者可能需要进行全弓修复。全弓修复时，分支血管的血供重建通常通过岛装技术（该方法一般不推荐）、分支移植物、“Y”形移植物或双“Y”形移植物来实现。若有远端弓或降主动脉的病变，修复可能包括象鼻技术，其通过延伸管移植物替代弓部，并未固定至近端降主动脉，为未来第二阶段的胸腔修复做准备。冷冻象鼻技术则将弓形移植物延伸并固定于降主动脉内的血管内支架，从而为未来的胸降主动脉血管内修复提供支持。笔者强烈建议，在任何需要停循环的主动脉弓修复中应用脑灌注策略。

（2）复合手术修复

在复合手术修复过程中，上主动脉的Debranch术旨在为支架提供适当的锚定区，以保持对主动脉上血管的灌注，然后将覆膜支架部署到主动脉弓的0～2区。混合手术的一个优点是可以避免体外循环和/或循环停止。当前，开放式Debranch术可能与标准的胸腔支架移植物相结合，未来也可与再灌注弓形分支血管的单分支结合（目前在临床试验中）。当升主动脉直径大于38 mm时，应考虑更换升主动脉，并脱离近端涤纶移植物修复，以确保血管内支架移植物的近端密封区安全可靠。

（3）血管内修复

当必须覆盖这些重要分支时，烟囱/通气管移植物可以作为一种可能的血管内选择，以维持弓形血管的血流。然而，当前的主动脉支架移植技术尚未针对弓形血管灌注设计“烟囱”移植。笔者建议尽量不要在主动脉弓中使用“烟囱”技术，因为发生Ⅰa型内漏的可能性是很大的，这往往会导致治疗失败。

已有报道指出，通过跨主动脉弓放置胸椎支架移植物并进行激光开窗，覆膜支架能维持主动脉弓血管的灌注。这种技术属于指南外使用，只能在临床试验背景下进行，且需获得机构审查委员会批准并获得患者的知情同意。激光开窗技术可成功维持主动脉夹层治疗中封闭区弓形血管的灌注。然而，在治疗动脉瘤时，尤其是在激光开窗位置不在封闭区域时，需特别小心，因为在开窗水平可能会导致持续的动脉瘤囊加压。值得注意的是，覆膜支架与激光开窗之间的密封耐久性尚存在争议。

目前，全球范围内已有多种单分支和双分支主动脉弓覆膜支架通过特殊途径投入临床使用或正在进行相关研究。单分支迭代的一大缺点，尤其是在0区修复中，是需要额外解剖颈动脉至颈动脉的旁路，这增加了手术的潜在风险。即使在1区和2区修复中，证据支持使用左颈动脉至锁骨下动脉旁路以维持椎动脉灌注，并在广泛胸主动脉覆盖的情况下为脊髓提供灌注。笔者在近全主动脉弓动脉瘤修复中的经验表明，使用双分支主动脉弓支架可以有效展开弓形分支移植物，并观察导丝末端进入左心室。部署过程通常在快速心室起搏下进行，理想情况下，能够实现心搏停止，以避免支架移植物部署时的风向袋效应。近端支架在冠状动脉远端的展开至关重要，使用专用成像软件进行细致规划，有助于准确配置弓形覆膜支架上内部分支的位置。脑卒中风险与从主动脉上血管通路插入支架移植物分支所需的时间相关。笔者通常更偏好直接的近端颈总动脉通路，因为它提供了最直接的支架移植物分支开口方法，同时在导管插入术期间夹住同侧颈动脉，可进一步降低脑卒中的风险。与锁骨下动脉搭桥相比，笔者更倾向于进行左颈动脉搭桥，通常在手术的最后一步保留LSA近端闭塞或结扎。

主动脉弓动脉瘤近乎完全血管内修复的初步报告令人鼓舞，但仍需进一步的经验积累，以完善技术、设备及患者选择标准。值得注意的是，这些分支装置最近已成功应用于解剖结构具有挑战性的患者，包括主动脉弓部的主动脉夹层。因此，有必要对这一特殊患者群体进行进一步研究。

8．胸主动脉瘤术后怎样监测

对于接受开放修复且无残余主动脉病变的患者，建议在术后1年进行胸部CTA检查，以评估可能的伪动脉瘤，随后应每3～5年进行1次检查。如果患者采用了混合或全血管内修复方法，则应在出院前或手术后的第1个月内进行影像学检查。如果介入治疗是针对瘤破裂或夹层，笔者强烈建议在出院前进行成像检查。随后的CTA监测应安排在术后第3个月、第6个月，之后每年进行一次。

目前几乎无证据支持需要对主动脉弓进行严格的监测。尽管一些指南建议，对于孤立的＜4.0 cm的弓形扩张患者，每年进行一次成像监测，而对于扩张

≥4.0 cm的患者则每2年进行1次成像。但这些监测对生长进展稳定且风险低的患者是有一定伤害的，需向患者说明。如果患者有主动脉破裂家族史，监测的频率可能需要适当增加。

此外，积极的血压管理及避免过度拉伸是治疗过程中的重要部分。β受体阻滞剂、钙通道阻滞剂和血管紧张素Ⅰ拮抗剂已被证明能够减少动脉瘤的变性与晚期破裂，并能提高患者生存率。笔者建议，还应管理可能影响手术风险状况的其他相关风险因素。

（二）胸主动脉夹层

对于所有B型主动脉夹层患者，以及那些接受急性A型或复杂夹层修复的患者，药物治疗是标准的初始治疗策略。在急性夹层的幸存者中，大多数患者会进入亚急性期（15～90天）或慢性期（>90天）。尽管药物治疗在控制疾病方面非常有效，但慢性夹层可能因进行性动脉瘤变性、慢性内脏或肢体灌注不良及反复的胸背部疼痛而导致严重并发症。

慢性主动脉夹层患者的平均发病年龄为60岁，通常发生在首次急性夹层事件后的10年内。该疾病以男性为主（70%）。晚期破裂风险在很大程度上取决于夹层后是否形成胸主动脉瘤（thoracic aortic aneurysm，TAA）或胸腹主动脉瘤（thoraco-abdominal aortic aneurysm，TAAA）。急性夹层发生后的第1年内，20%～45%的患者会出现主动脉直径的显著增大，其中20%的患者需要接受干预治疗。5年后，75%的患者出现主动脉增大，40%的患者需要接受介入治疗。

慢性主动脉夹层的临床表现通常分为两种：一种是急性夹层逐步演变为慢性阶段的患者，另一种是偶然发现的慢性夹层患者，他们可能对既往发生的急性事件毫无记忆。在后一种情况中，夹层通常在胸部X线或非侵入性横断面影像检查中因发现纵隔增宽或主动脉结节突出而被偶然诊断。对于这些患者，确切的夹层起病时间通常难以确定。然而，通过详细回顾病史，特别是患者以往是否经历过急性胸背部疼痛事件，可能有助于推测夹层的初始发生时间。症状表现并不常见，但当患者出现因主动脉增大引起的局部压迫（如声音嘶哑、胸部或背部疼痛）、慢性灌注不良综合征（如肠绞痛、间歇性跛行或肾功能恶化），或急性胸痛时，可能提示夹层从慢性期恶化至破裂的进展。

- 主动脉夹层怎样进行分型
- 辅助检查证实主动脉夹层
- 怎样制订主动脉夹层患者的干预方案
- 如何判断慢性夹层急性发作或破裂
- 怎样判断适合修复的夹层大小或症状标准
- 适合手术治疗的患者的预期寿命及合并症有哪些
- 主动脉夹层的治疗方式有哪些
- 开放TAAA修补术存在哪些风险
- 主动脉夹层术后怎样进行监测

1．主动脉夹层怎样进行分型

主动脉夹层的分型有两种：DeBakey分型和Stanford分型。DeBakey分型系统基于初始内膜撕裂的位置及夹层向胸主动脉或胸腹主动脉远端的延伸情况：

- DeBakey Ⅰ：夹层起始于升主动脉，向远端延伸，至少包括主动脉弓和降主动脉，更常延伸到腹主动脉。
- DeBakey Ⅱ：夹层局限于升主动脉。
- DeBakey Ⅲ A：夹层起源于胸降主动脉段，并向远端蔓延至横隔膜水平。
- DeBakey Ⅳ B：夹层起始于胸降主动脉段，向远端扩散至腹主动脉和髂动脉。

Stanford系统将夹层分为两型：

- Stanford A：涉及升主动脉的夹层。
- Stanford B：不涉及升主动脉的夹层，主要位于LSA远端，或涉及主动脉弓但不包括升主动脉。

本部分重点介绍涉及胸主动脉或胸腹主动脉（DeBakey Ⅰ或Ⅲ）的慢性夹层的治疗。

夹层引发的TAA或TAAA的分型方式与退行性胸主动脉瘤一致。根据第6胸椎水平的分界，将TAA分为A型（T_6近端）、B型（T_6远端）和C型（整个胸主动脉）。对于TAAA，使用E.Stanley Crawford 5提出的分类：

- 范围Ⅰ TAAA：始于胸主动脉近端（T6以上），向远端延伸至肾动脉水平，但不涉及肾下动脉。
- 范围Ⅱ TAAA：始于胸主动脉近端（T6以上），向远端延伸至肾下动脉或髂动脉。
- 范围Ⅲ TAAA：始于胸主动脉远端（低于T6），向远端延伸至肾动脉（SAF6范围Ⅴ）或肾下动脉及髂动脉（SAFI范围Ⅲ）。
- 范围Ⅳ TAAA：始于膈裂孔或腹腔动脉（celiac artery，CA），向远端延伸至腹主动脉或髂动脉。

2．辅助检查证实主动脉夹层

对整个大动脉进行平扫、增强及延迟成像，可确定夹层的范围、钙化情况及假腔的延迟血流模式。由于大动脉的角度及几何形态特性，需在垂直于血流中心线的平面上进行测量，以精确评估各节段大动脉的形状和直径。并排测量并与系列检查比较对于评估主动脉生长变化和避免随机测量误差至关重要。如果患者无因慢性肾脏病限制使用造影剂，多探测器CTA是首选影像学方法。对于有急性症状的患者，CTA还能有效检测可能的主动脉破裂，这是一种需要紧急干预的情况。在一些医疗中心，MRI/MRA是避免辐射暴露或碘造影剂相关风险的优选方法。增强MRI序列能够区分假腔中的缓慢血流和血栓。动态研究及四维MRA可准确评估真腔与假腔的血流模式，同时清晰显示折返点及夹层瓣的动态阻塞位置。

3．怎样制订主动脉夹层患者的干预方案

在规划实施开放外科手术或血管内修复时，关键策略是选择适当的近端和远端吻合口或锚定区。对于开放修复术，主动脉夹应放置在正常或轻度扩张的节段，且该节段应相对无钙化或血栓。血管内封闭应选择正常节段，以尽量减少

自扩张支架移植物植入后常见的血管内漏或血管病变进展的风险。主动脉严重扭曲、形态非圆柱形的区域及含有动脉粥样硬化碎片、血栓或钙化的节段，不适合作为夹闭、缝合移植物或固定血管内装置的安全区域。

夹层常常延伸至腹主动脉，并影响肾动脉和肠系膜动脉的开口。需要详细评估真腔受压情况及内膜瓣对血管的潜在动态阻塞作用。明确分支血管来源于真腔或假腔非常重要，还需注意分支血管中是否存在闭塞性病变或动脉瘤样病变及夹层瓣是否向分支血管延伸。

对于计划应用合并主动脉侧支的开窗或分支支架移植物的患者，需要借助血流中心线精确测量每个主动脉分支开口中心之间的距离。分支开口的径向位置应根据钟表位置、角度（0～360°）或从12点位置起的弧长进行描述和评估，以便在术中获得正确的支架定位。

4．如何判断慢性夹层急性发作或破裂

大多数慢性主动脉夹层患者通常无明显症状。一旦出现症状，可能提示局部压迫、夹层迅速扩张或急性夹层发作，甚至动脉瘤破裂。常见症状包括胸痛和上胸背部疼痛。在罕见情况下，患者可能出现吞咽困难或呼吸困难，这通常与食管或支气管受到夹层的肿块效应压迫相关。破裂的动脉瘤通常表现为急性胸痛或背痛，可伴随或不伴随由胸膜腔或心包积血引起的低血压。若发生主动脉-食管瘘，患者可能表现为消化道出血。慢性主动脉夹层患者还可能因急性延伸或扩张出现类似急性夹层的症状。鉴于这些情况可导致患者治疗失败或复发事件的发生，建议在快速完成初步评估后立即进行修复。急性或慢性夹层发作及破裂的患者均应按照急性原发夹层的处理原则进行治疗。

5．怎样判断适合修复的夹层大小或症状标准

多个指南总结了急性和慢性主动脉夹层的治疗演变，其中2017年欧洲血管外科学会的指南是最新且最具参考价值的。慢性主动脉夹层的治疗目标主要是预防或治疗破裂。修复适用于以下情况：有症状、即将破裂或已经破裂的患者，以及存在大型或快速扩张动脉瘤的患者。

慢性主动脉夹层患者的主动脉破裂风险主要取决于夹层后动脉瘤的直径、扩

张速度、形态，以及是否合并遗传性触发的主动脉疾病。风险评估通常基于自然病史及人群回顾性研究，这些研究未明确区分退行性与夹层后动脉瘤。研究估计，胸主动脉瘤的平均扩张速度为每年1～4 mm，且20%～50%的慢性夹层患者会出现主动脉相关的并发症。总体而言，20%～40%的患者会经历假腔的扩张，导致需要修复的主动脉直径增大，而约25%的TAA或TAAA与慢性夹层后病因相关。与晚期动脉瘤样变性相关的风险因素包括高血压、急性期主动脉直径＞40 mm、近端入口撕裂＞10 mm、假腔直径＞22 mm、慢性阻塞性肺疾病、假腔通畅或部分血栓形成。相反，完全性假腔血栓形成通常与较慢的主动脉扩张及主动脉重塑的发生相关。

当动脉瘤破裂的风险显著高于手术相关死亡或主要并发症（如卒中、瘫痪或透析）的风险时，应考虑择期修补术。美国心脏病学会基金会（American College of Cardiology Foundation，ACCF）/美国心脏学会（American Heart Association，AHA）的最新指南建议，对胸主动脉直径＞55 mm的慢性夹层患者，特别是合并遗传性触发性主动脉疾病（如GENTAD，genetic triggered aortic disease）的患者，应进行选择性修复。对于TAAA，建议在动脉直径达到60 mm前进行修复，尤其是针对Marfan综合征或Loeys-Dietz综合征的患者。欧洲指南建议，对于总直径≥60 mm或扩张速度每年＞10 mm的患者，以及存在灌流不良综合征、慢性症状或反复疼痛的患者，均应考虑修复慢性夹层。

6．适合手术治疗的患者的预期寿命及合并症有哪些

全面评估患者的心脏、肺和肾功能对优化慢性主动脉夹层手术治疗的患者选择至关重要。慢性夹层患者通常高龄且高风险，因此不仅需要评估手术风险，还需结合其他内科并发症来判断患者的长期生存预期。在手术修复前，必须进行充分的内科优化治疗。

约1/3的慢性主动脉夹层患者由于血管闭塞或夹层瓣的影响而出现肾血管受累。对晚期慢性肾脏病的患者，开放手术修复通常风险过高，不建议用于Ⅳ期或Ⅴ期患者（透析依赖）。然而，即使是晚期慢性肾脏病（chronic kidney disease，CKD）患者，也可以考虑血管内修复，但需与患者详细讨论更高的死亡风险及进

展至长期透析的可能。

对于年轻患者或有家族史及表型特征的患者，建议进行基因评估，这些疾病通常为常染色体显性遗传，在年轻的主动脉夹层或动脉瘤患者中表现最为严重。临床相关疾病包括马方综合征、特纳综合征、Ehlers-Danlos综合征和Loeys-Dietz综合征。马方综合征和Loeys-Dietz综合征中最常见的致病基因突变分别为纤维蛋白基因（fibrinogen gene，FBN）1和转化生长因子受体2基因（transforming growth factor-beta receptor 2，TGFBR2）。与胸主动脉瘤和夹层相关的非综合征突变中，平滑肌肌动蛋白基因α2（ACTA2）是最常见的致病基因。

脊髓损伤是胸主动脉修复手术中最严重的并发症之一。总体来看，发生脊髓损伤的患者，其30天存活率为92%，而36个月的存活率降至45%。对于脊髓损伤症状未缓解的患者，3个月存活率进一步下降至36%。如果患者在开放手术或血管内修复术后出现脊髓损伤症状，建议立即采取干预措施，以抢救脊髓功能或阻止损伤的进一步发展。

7．主动脉夹层的治疗方式有哪些

（1）姑息性非手术治疗

非手术治疗主要适用于那些预期寿命因合并症而有限的慢性主动脉夹层患者，或因解剖学或临床因素，手术风险大于手术获益的患者。最常见的合并症包括恶性肿瘤、晚期充血性心力衰竭、缺血性心肌病（伴有不能重建血供的冠状动脉疾病）、严重的COPD、需要透析的慢性肾病或慢性肾衰竭。在这些患者中，即使手术后存活1年或2年的预期也可能非常有限，因此手术治疗不一定是优先选择。

（2）基于TAA与TAAA严重程度的治疗

治疗方案的选择会根据患者的临床风险、夹层的范围及支架–移植物的合适锚定区来决定。通常，开放手术修复仍然是年轻GENTAD患者的首选治疗方式，特别是那些没有破裂的动脉瘤。对于破裂动脉瘤的患者，血管内治疗有时可作为开放手术修复的过渡治疗。尽管在一些医院，开放手术修复被认为是低风险患者的首选治疗，血管内修复在越来越多的中高风险患者中得到了广泛应用。血管内修复相较于开放手术修复，其主要优点是死亡、卒中、截瘫和透析发生率较低。指南认为，胸主动脉腔内修复术（thoracic endovascular aneurysm repair，TEVAR）和开放手术修复均是合适的治疗方式，但尚未确定哪一种是最佳治疗方案。最近，欧洲血管外科学会指南发布了Ⅱa级（证据C级）建议，对于高风险患者可以考虑进行TEVAR治疗。

目前，TEVAR与开放手术修复治疗慢性夹层的前瞻性随机比较仍然缺乏，因此治疗建议主要基于大型单中心的经验。根据一系列大型主动脉中心的开放修复术经验，手术死亡率为6%～11%，4%～12%的患者会发生脊髓缺血。过去十年，血管内修复术应用越来越广泛，成为开放手术修复的公认替代方案。TEVAR治疗慢性夹层的手术死亡率为3%，卒中发生率为0.8%，脊髓损伤发生率为0.4%。

血管内修复的治疗策略因夹层的严重程度和动脉瘤受累部位而异。治疗的主要目标是将血流引导至真腔，覆盖入口撕裂，并促进假腔血栓的形成。对于TAA和TAAA的治疗策略有所不同。

（3）使用指南中血管内手术

近端胸主动脉或主动脉弓的远端常因慢性夹层而扩展，导致TAA。虽然一些患者有孤立的胸主动脉夹层，但大多数患者的夹层瓣会延伸至腹主动脉。这些患者的公认治疗策略是将手术修复或腔内修复限制在有破裂或并发症风险较大的主动脉段，通常是在近端胸主动脉，不涉及腹主动脉的修复。在切开修复术后或只剩有孤立胸主动脉夹层的情况下，可以完全消除动脉瘤。但这通常不推荐用于已经接受TEVAR治疗的患者，因为支架会产生干扰。

TEVAR的治疗前提是必须有合适的近端锚定区。约60%的患者会受左侧锁骨下动脉影响，需要将封闭延长至1区或2区，建议采用颈动脉－锁骨下动脉搭桥术或锁骨下动脉移位术。

目前有五种胸腔内支架移植物具有治疗主动脉夹层的适应证：Bolton Relay Plus、Conforable Gore Tag、Cook Zenith夹层血管内支架、美敦力Valiant和E-VITA Thoracic 3G支架。这些装置的适应证范围包括主动脉直径16～42 mm，最小近端密封区为20 mm。对于慢性夹层的治疗，远端封闭区通常不必要，因为修复可以延伸至真腔。

（4）TEVAR

TEVAR治疗慢性主动脉夹层的原则包括排除近端入口撕裂，并将主要流向真腔的血流重新定向。与急性或亚急性夹层经常实现主动脉的完全重塑相反，由于主动脉壁的纤维化和硬化，这不会是慢性夹层的预期结果。对于慢性夹层，TEVAR的预期目标是实现带支架节段的胸主动脉假腔的血栓形成和动脉瘤样主动脉节段的稳定，以防止破裂。因此，如果由于存在逆撕而未被胸主动脉支架覆盖，预计在主动脉远端节段通常会有持续的假腔血流。

计划需要在术前完成，选择所有预期的模块装置。每种市售的内植入物均确定了近端和远端锚定区的最小长度和直径要求，这些要求可在说明书中找到。急性和慢性夹层之间的TEVAR计划有重要区别。虽然急性夹层的支架移植物应尽量过大（5% ～ 10%），但在慢性夹层患者中，装置直径是根据近端锚定区的主动脉直径选择的，一般超出10% ～ 20%，与退行性动脉瘤相似。急性夹层的支架移植物的长度通常覆盖胸主动脉的近端至中端部分，平均长度为15 ～ 20 cm。对于慢性夹层，建议用支架移植治疗整个降胸主动脉，从LSA到腹腔轴上方，通常至少需要两个支架移植。对于有弓部受累的患者，可能需要进行颈部去分支手术（如颈动脉－锁骨下分流）或全弓修复（如冷冻象鼻技术），以便为胸主动脉支架移植提供合适的近端锚定区。

使用TEVAR治疗DeBakey Ⅰ或Ⅲb夹层的患者，脊髓缺血的风险一般较低，因为在修复的远端有持续的血流进入假腔。因此，我们没有在这些患者中使用脑脊液引流，只建议在通过支架移植物完全排除动脉瘤的DeBakey Ⅲa慢性夹层患者或需要用开窗支架移植物修复TAAA的患者中常规放置脑脊液引流。

血管内主动脉修复术是在混合手术室进行的，采用双侧经皮股动脉入路，使用未受夹层影响的一侧或可进入真腔放置主动脉装置。使用镶嵌式融合CTA有助于识别解剖标志，并可减少使用造影剂或辐射。重要的是，要确认初始导丝在整个主动脉长度上均位于真腔内，建议用IVUS完成。当支架移植物部署在近端锚定区时，收缩动脉压会降至90 ～ 100 mmHg。修复通常需要向远端延伸至腹腔轴水平，这就需要放置第2个支架移植物。因为第2个支架移植物很少能在腹腔水平实现远端密封，所以远端直径并不十分重要，建议30 mm左右，以便将来需要时用开窗式或分支式支架移植进行内脏主动脉修复。因为存在回流裂口，即使有一条或多条血管源自假腔，这种方法也很少影响进入肾脏－肠系膜血管的血流。

（5）开放式TAA修复

如果慢性夹层引起的TAA患者具有良好或中等的手术风险，并且不符合TEVAR的解剖学要求，则应考虑进行开放式修复。这也是大多数GENTAD患者或年龄＜55岁患者推荐的治疗方案。在大多数患者中，慢性夹层导致近端胸主动脉扩张，而腹主动脉的直径通常较正常。对于这些患者，通常可以通过经第4～5肋间的左胸后侧切口来暴露胸主动脉，且不需要分离膈肌或延伸到腹腔。可以使用左心分流术确保远端保护，也可以选择深低温和循环停止联合心肺分流术来进行修复。

（6）有孔移植物（fenestrated endovascular aneurysm repair，FEVAR）/分支移植物（branch endovascular aortic repair，BEVAR）

治疗慢性夹层的FEVAR/BEVAR技术依据支架设计不同而有所不同。手术的基本方法与TAA的TEVAR治疗相似。患者特定的低位开窗支架移植物输送系统配备了四根预装导丝，分别用于腹腔轴、肠系膜上动脉和肾动脉，导丝可以根据通过肱动脉或股动脉入路的需求进行定制。笔者倾向于选择肱动脉入路，利用压缩的真腔中的有限空间，并采用交错部署技术。如果术中神经监测或近红外光谱出现变化，则使用通用的分叉装置及髂肢延长器进行远端延伸修复，确保下肢血流恢复。首先进行肾动脉的序贯性支架植入术，然后是肠系膜上动脉和腹腔干的支架植入。桥接支架通常选择开窗球囊扩张覆膜支架，或用于定向分支的自扩张或球囊扩张覆膜支架。

脊髓缺血的风险在Ⅰ区和Ⅱ区TAAA的血管内修复术中较高（10%～20%），在Ⅲ区TAAA中为中等（5%～10%），在Ⅳ区TAAA中较低（1%～3%）。因此，笔者采用标准化方案降低接受血管内Ⅰ或Ⅱ区TAAA修复患者的脊髓缺血风险，包括分期修复、血压管理、脑脊液引流、神经监测和肢体灌注（根据需要）。建议进行分期修复，通过避免同时覆盖所有肋间动脉以促进脊髓侧支网络的发展。

第一阶段手术为TEVAR至腹腔轴正上方。如果需要，在第一阶段修复过程中可能还需进行颈部去分支手术，或建立永久性髂股通道。第二阶段手术通常在第一阶段后1周至2个月进行，具体取决于患者特定支架的可用性。

在手术过程中，维持足够的血压至关重要，以降低脊髓损伤的风险。术前1周，如果可能，停止使用钙通道阻滞剂和血管紧张素抑制剂，并在手术后逐步重新使用，以避免低血压。术中和术后72小时内，平均动脉压目标应为≥80 mmHg。如果术中发现神经监测变化或术后出现神经变化，平均动脉压目标应增加至100 mmHg。此外，术后前48小时内需要输血，以确保血红蛋白水平≥100 g/L，并维持正常凝血状态，直到移除脊髓引流管（如有）。

对于所有Ⅰ型和Ⅱ型TAAA患者，术前均应放置脑脊液引流管。术中应常规使用连续运动诱发电位（motor evoked potentials，MEP）和体感诱发电位（somatosensory evoked potentials，SSEP）监测。当诱发电位幅度较基线降低超过75%时，视为显著变化。通过神经监测可实时识别缺血，从而采取措施恢复脊髓灌注。这些措施包括提高目标平均动脉压、增加脑脊液引流、恢复盆腔及下肢血流。如果即使采取这些措施，MEP仍出现变化，修复可能会留下暂时的动脉瘤囊灌流通过分叉支架的腹腔分支或对侧肢体。

对于术后未出现脊髓损伤的患者，应夹闭脑脊液引流管。对于有症状的患者，继续进行脑脊液引流，并将引流管维持在10 mmHg的基线脑脊液压力下，每小时持续15分钟。最大引流量为20 ml/h，超出后需重新夹闭引流管。24小时内最大引流量为150 ml。如神经监测或神经学检查出现变化，可将脑脊液压力降低至5 mmHg或0，且要注意避免过度引流或脑脊液中含血。脑脊液引流可维持48小时，待血流动力学、近红外光谱技术和神经学检查稳定后，可在6小时的钳夹试验后拔除引流管。拔除后凝血谱需保持正常。如有神经症状，应通过脊髓成像排除硬膜外血肿，并在1小时内放置新的引流管。

（7）杂交/去分支修复（分阶段与单阶段）

在无法进行FEVAR/BEVAR治疗的中心，对于高危患者，可以考虑进行杂交血管内修复或完全手术修复。在杂交手术的情况下，尽可能采用分阶段的方法。

腹膜动脉、肠系膜上动脉和肾动脉的四支血管去分支术通常通过正中切口或腹膜后入路进行。外搭桥术可通过髂动脉、远端主动脉或内脏动脉的分支（如脾动脉、肝动脉等）来建立。笔者倾向于使用源自远端总动脉或髂外动脉的聚酯移植物，移植物覆盖大网膜，以避免对肠道的侵蚀。之后，计划通过胸主动脉和/或腹主动脉的支架移植物进行第二阶段手术，虽然这类适应证通常属于“非标签适应证”。一些医院采用平行支架移植技术（称为“烟囱”“潜望镜”或“三明治”技术），尤其是在获得有窗口和分支的内植入物有限的情况下。然而，这种技术的挑战包括沿“烟囱”支架的“排水沟”发生内漏的风险较高，以及由于多个经肱动脉血管鞘的使用可能增加卒中的风险。无论使用FEVAR/BEVAR、杂交移植或平行移植技术，笔者认为Ⅰ～Ⅲ度TAAA患者的脊髓缺血（spinal cord ischemia，SCI）风险较高。因此，FEVAR/BEVAR的标准措施同样适用于杂交或平行支架移植技术。

（8）TAAA开放修复

慢性夹层的开放修复遵循已描述的相同原则，重点在于使用辅助技术保护器官。大多数中心在术中使用脑脊液引流和中度低温下的左心转流。由于这些患者通常较年轻，并且伴有广泛的主动脉分支血管受累和GENTAD，治疗方法在过去十年中逐步发展，允许通过单独的分支重建来替代整个主动脉，从而避免岛状或补片重建。这些患者通常由一个心脏外科和血管外科医师组成的专门团队进行治疗。随着治疗方法的演进，已逐步采用常规的深低温心肺骤停技术，从而延长了重建时间，改善了器官保护，降低了脊髓缺血和透析的发生率。尽管某些中心因凝血障碍和较高的死亡率报道而避免使用深低温技术，但笔者报道的该方法死亡率为11%。在此过程中，使用腹主动脉、肠系膜上动脉和左肾动脉的单独分支进行主动脉重建。右肾动脉通常重新植入到主动脉移植物中，或使用单独分支进行重建。通常将成对的肋间动脉作为补片重新植入，并远离肾动脉–肠系膜动脉旁路区，以便未来如发生退行性变时，可通过支架移植物进行覆盖。

8．开放TAAA修补术存在哪些风险

对于不适合FEVAR/BEVAR的患者，在考虑进行开放式TAAA修复时，应评估

其是否为潜在的杂交/去分支修复候选者。与其他重大开放血管手术类似，手术的风险主要通过评估患者的心脏、肺和肾功能来决定。此外，还需要评估患者的功能状态、虚弱程度及其他慢性疾病，以判断是否能安全实施开放式TAA修复。某些解剖学因素可能会影响是否选择杂交/去分支修复或完全开放的TAAA修复。例如，严重的肺部疾病可能导致倾向于避免开胸手术，但缺乏适合进行去分支手术的肾下主动脉或髂血管供体位置，也会排除这种方法。其他解剖学因素，如既往腹部或腹膜后手术史、腹壁疝气、肥胖及既往左胸手术等，均可能影响手术选择。

在大多数医院，开放式修复仍然存在较高的发病率和死亡率。即使在高水平的医院，死亡率在大多数系列研究中仍然维持在5%～10%。杂交/去分支修复则是一种通过避免开胸、膈肌分离及大多数情况下需要进行的主动脉阻断，来减少手术创伤的方式。然而，系统评价显示，杂交手术的死亡率平均为15%，而高危患者的预后较差。因此，只要解剖条件允许且患者不具备GENTAD，血管内修复仍应是首选治疗方式。

9．主动脉夹层术后怎样进行监测

慢性主动脉夹层修复后的监测依据修复类型而定。接受FEVAR/BEVAR治疗的患者需要遵循严格的监测方案，具体包括胸部、腹部和骨盆的CTA检查，以及在第2个月、第6个月和此后每年行肾脏与肠系膜支架的DUS检查。对于接受TEVAR或混合手术的患者，监测则包括术后1～2个月、6个月及每年的CTA检查。接受开放手术修复的患者则需进行术后1～2个月、1年、3年、5年及10年的CTA随访。如果患者出现复发动脉瘤或症状，应增加监测频率。

对于不符合择期修复标准的慢性夹层患者，积极的药物治疗和密切的主动脉监测仍然至关重要。一项研究表明，接受β受体阻滞剂治疗的患者中，80%的患者在平均4年的随访期内未发生主动脉事件，而使用其他抗高血压药物的患者中，这一比例仅为47%。治疗目标为收缩压低于130 mmHg，舒张压低于85 mmHg。由于慢性夹层患者中40%～70%的晚期死亡由心血管事件（主要为心脏病和脑卒中）引起，因此应强调修正心血管危险因素。因此，抗血小板治疗和他汀类药物的使用被推荐用于心血管事件的一级预防。

对于不符合最低修补标准的小动脉瘤患者，以及预期寿命有限或被认为修复风险较高的患者，建议采取保守监测方案。序列CT或MRI成像可用于未来可能需要修复的患者。

（三）胸腹主动脉瘤

降主动脉瘤是一种永久性的局部扩张，累及LSA远端至膈肌近端的胸主动脉。TAAA则涉及胸降主动脉和腹主动脉的连续节段，包括主动脉的内脏分支。正常胸主动脉的平均直径范围为2.4～3.0 cm，而腹主动脉的平均直径为1.7 cm。男性的胸主动脉直径通常比女性大2～3 mm。大多数TAA和TAAA由退行性病变引起（约占80%），其次为主动脉夹层（约占15%）。其他主动脉病变仅占TAA/TAAA总体发病率的一小部分。TAA/TAAA的年发病率为每10万人中男性16例，女性9例。这一差异可能与人口老龄化及诊断技术的改进有关。

- 影像诊断：是否有破裂/有压迫症状
- 动脉瘤是否涉及内脏/肾分支
- 怎样进行紧急修复
- 哪些患者适合手术治疗
- 是否符合修复标准
- 怎样预防手术治疗的合并症
- 是否适合在现有指南或可用的研究设备内进行TAAA的血管内修复
- 对于TAAA的治疗方式有哪些
- 是否有脊髓缺血的危险因素
- 脊柱、内脏或肢体缺血的危险因素
- 怎样进行脊髓保护
- 术后怎样进行有效监测

1．影像学诊断：是否有破裂/有压迫症状

对于任何怀疑患有TAA/TAAA的患者，应进行适当的诊断影像检查。尽管可选择多种检查方式，但CTA是评估动脉瘤范围和直径的“金标准”。除诊断外，CTA还提供了规划血管内修复的重要解剖学信息，包括闭塞性病变、血栓形成、夹层及提示即将破裂的炎症变化。此外，CTA可用于评估肋间动脉和内脏动脉分支的大小和通畅性，并能进行三维中心线重建，对血管内手术的规划至关重要。对于肾功能不全的患者，传统上建议使用MRA。然而，由于钆类造影剂可能导致肾源性系统性纤维化，以及MRA空间分辨率低于CTA，其在TAA/TAAA诊断和手术规划中的应用受限。DSA曾被常规使用，但现已主要用于记录内脏/肾动脉分支解剖，或者治疗严重慢性肾病患者的肾闭塞性疾病。

TAA/TAAA破裂通常表现为急性、严重的胸部、背部或腹部疼痛，并伴随血流动力学不稳定。紧急情况下使用CTA可快速确认破裂并指导治疗。大多数TAA/TAAA患者在确诊时无症状。但在未破裂的情况下，有症状患者可能会出现胸部、背部或腹部隐约的疼痛，常由邻近结构的急性扩张、炎症或受压引起。鉴别诊断应排除危及生命的疾病，如急性冠状动脉综合征、主动脉夹层或主动脉破裂。

2．动脉瘤是否涉及内脏/肾分支

TAAA传统上使用Crawford分类进行定义，该分类对所需的手术类型/范围及每次修复的具体并发症均有影响。根据Crawford分类的5种TAAA如下。

范围Ⅰ：LSA 远端延伸至内脏血管但不累及肾动脉；需要修复整个胸降主动脉和不同范围的腹主动脉。

范围Ⅱ：LSA 远端到主动脉分叉处；需要修复整个降胸和腹主动脉。

范围Ⅲ：主动脉分叉处的第6肋间；需要修复胸降主动脉的下半部分和整个腹主动脉。

范围Ⅳ：限于膈下的腹主动脉；需要修复从头端到腹腔轴的整个腹主动脉。

范围Ⅴ：到肾上主动脉的第6肋间隙；需要修复胸降主动脉的下半部分和不同范围的腹主动脉。

3．怎样进行紧急修复

在可能的情况下，血管内修复应作为破裂动脉瘤患者的首选治疗方法。一项对全国住院患者的分析显示，在过去20年间，13%的TAA破裂患者接受了TEVAR治疗。这一比例从2003–2004年的2%上升至2011–2012年的43%。TEVAR的广泛应用增加了符合紧急或急诊修复条件的患者数量，同时降低了手术死亡率。相比之下，TAAA破裂的治疗更加复杂。开放手术干预尽管是传统治疗方法，但其与较高的死亡率和发病率相关。外科医生近年来开始尝试使用改良移植物、平行移植物或多分支装置进行血管内修复，但相关数据有限，因为这些技术尚属新兴手段。据国家手术质量改进项目数据，开放修复破裂TAAA的死亡率为38%，而血管内修复的死亡率为26%（$P=0.09$）。虽然这一差异尚未达到统计学意义，但血管内修复的患者出现肺损伤（$OR=0.34$，$P=0.005$）或肾衰竭（$OR=0.30$，$P=0.02$）的风险显著降低。

4．哪些患者适合手术治疗

TAA/TAAA破裂患者需紧急手术治疗，不进行手术干预的死亡率超过90%。因此，应迅速完成临床评估，充分考虑患者及其家属的意愿，同时管理家属对预后的期望。在无法进行直接血管内修复的情况下，应建议高龄患者、伴有严重心肺合并症的患者及处于活动性或复发性心搏骤停状态的患者接受姑息治疗。

5．是否符合修复标准

对于无症状的TAA/TAAA患者，是否修复需权衡破裂风险与治疗风险。破裂风险主要基于动脉瘤直径，但还应考虑形态特征、相关症状和患者个体因素。通常，降主动脉TAA及范围Ⅰ至Ⅲ和范围Ⅴ的TAAA，当直径达到6 cm时建议干预以预防破裂；对于范围Ⅳ的TAAA，与肾下AAA相同，5.5 cm被视为适宜的修复阈值。个体化因素也应纳入决策过程。例如，女性较男性在较小直径的主动脉时破裂风险更高，因此主动脉尺寸指数（主动脉直径/体表面积）可能比单独的直径指标更具临床意义，特别是在女性中。此外，囊状动脉瘤形态（较梭形）通常提示更高的破裂风险。结缔组织病（如马方综合征）患者破裂风险显著增加，应降低修复的干预阈值。最后，在一年内主动脉瘤生长≥1.0 cm也是早期修复的明确指征。

6．怎样预防手术治疗的合并症

围手术期风险评估对TAA/TAAA患者的成功治疗至关重要，包括心肺和肾功能的评估、整体功能状态及预期寿命的考量。尽管开放手术和血管内修复的围手术期压力不同，但基本原则相同。心脏病为TAAA修复术后主要死亡原因，因此需要全面评估冠心病和瓣膜病。慢性阻塞性肺疾病在TAAA患者中的患病率高达40%，术前应仔细评估肺功能。术前肾功能不全是术后肾衰竭的最强预测因素，与50%～70%的住院死亡率相关。术前补液及其他术中措施可有效降低术后肾衰竭风险。

功能状态和衰弱的整体评估也至关重要。改良衰弱指数已被证明可将患者划分为血管干预后死亡率和合并症发病率的高危类别。尽管目前尚无研究专门评估TAA/TAAA修复后虚弱与预后的关系，但推测其与AAA患者中的规律一致。研究表明，高改良衰弱指数患者更可能出现危及生命的并发症（*OR*＝1.7，95%*CI*＝1.4～1.9）或术后30天内死亡（*OR*＝2.0，95%*CI*＝1.5～2.8），尤其在开放修复患者中。这进一步说明患者功能状态的评估比年龄更为重要。

7．是否适合在现有指南或可用的研究设备内进行TAAA血管的修复

血管内修复的适用性很大程度上取决于主动脉及其分支血管的解剖结构，以及与耐久性和血管通路相关的问题。血管内修复最适合于因心肺疾病或其他因素无法耐受开放手术的老年患者，以及既往接受过开放主动脉重建的患者。而对于年轻或健康的患者，尤其是已知或疑似结缔组织病患者，考虑到血管内装置的耐久性问题，更倾向于采用开放修复。

血管内修复的成功关键在于解剖适用性。健康的近端和远端密封区，无显著血栓或钙化病变，是持久修复的基础。内脏或肾动脉直径小于4.0～4.5 mm或早期分支的动脉可能限制血管内分支修复。对于需要较大导管鞘的通路情况，可采用辅助手术（如髂动脉移植）以确保成功，但这会增加血管内修复的生理负担，因此不适用于高危患者。目前，尚无商业化的TAAA血管内移植物。然而，通过获得研究器械豁免，外科医师可以使用研究性设备或改良设备进行全血管内修复。目前用于TAAA血管内治疗的设备正在进行临床试验，其广泛应用可能显著影响未来的治疗决策。

8．对于TAAA的治疗方式有哪些

（1）监测和药物治疗

尚未达到手术干预标准的患者应接受最佳药物治疗与监测。应启动β受体阻滞剂及血管紧张素转换酶抑制剂的降压治疗，非糖尿病或CKD患者的血压应维持在≤140/90 mmHg，而糖尿病或CKD患者的目标血压为≤130/80 mmHg。同时，应采取其他降低动脉粥样硬化风险的措施，如使用他汀类药物治疗、服用阿司匹林及戒烟。虽然尚无针对TAA/TAAA监测的具体循证指南，但通常适用为AAA制定的相关指南。对于小动脉瘤（直径＜3.5 cm），建议每3年进行一次影像学检查；直径3.5～4.4 cm的动脉瘤每年复查，而直径＞4.5 cm者应每6个月复查一次，直至完成修复。由于胸部DUS的应用受到局限性影响，CTA是推荐的监测手段。

（2）姑息性非手术治疗

对于拒绝手术干预或围手术期死亡风险极高而无法手术的患者，应提供姑息治疗，并采取适当的疼痛与焦虑控制措施。破裂的TAA或TAAA通常在非手术治疗下导致快速死亡，但少数患者可能存活数日，因此应寻求姑息治疗团队的支持。

TAAA的全血管内修复较TAA修复更为复杂，需通过以下三种方法之一完成分支血管合并：BEVAR、FEVAR或平行移植。由于设备可用性有限，关于TAAA血管内修复效果的数据多来源于单中心回顾性研究。Mastracci等的研究发现，BEVAR和FEVAR在治疗Ⅳ型TAAA及近肾AAA中具有良好的安全性和耐久性。共有349例Ⅳ型TAAA患者接受FEVAR治疗，8年时动脉瘤相关死亡率为2%。另有研究报道了354例Ⅱ型及Ⅲ型TAAA的BEVAR/FEVAR修复结果。技术成功率为94%，定义为成功植入主动脉移植物及所有靶血管。21次失败中，13次涉及腹腔动脉，8次涉及单侧肾动脉。术后30天死亡率为4.8%，8.8%的患者发生暂时性SCI，4%出现永久性SCI，后者在Ⅱ型TAAA中更常见。术后2.8%的患者需要血液透析，36个月时分支动脉通畅率为92%～96%。

美国有获得试验性器械豁免的外科医师报告了外科医生改良TAAA内移植物修复的结果。Starnes等的研究包括连续60例患者，其技术成功率为95%，术后30天死亡率为5.1%。Ⅰ型及Ⅲ型患者囊内内膜渗漏和12个月时囊内扩大的发生率分别为100%、96%和98%。

（3）TEVAR

在为TAA规划TEVAR时，覆盖长度需权衡动脉瘤完全封闭所需的主动脉范围与脊髓缺血的风险。将内移植物近端置于主动脉弯曲部位可能增加“鸟喙”样风险，进而影响修复的长期效果。对于退行性TAA，内移植物的超大尺寸通常应为10%～20%；对于主动脉夹层或钝性主动脉损伤的修复，则为0～10%。主动脉髂动脉闭塞性疾病或髂动脉狭窄与曲折血管可能增加修复难度，通常需辅助措施，如传统髂导管或内部“内导管”以控制破裂风险。在某些情况下，为获得理想的近端锚定区，可能需延伸至主动脉弓，并覆盖头臂支血管。若需覆盖LSA，建议进行颈动脉至锁骨下动脉旁路或SCA转位以重建血供，从而降低卒中及左臂或脊髓损伤风险。在紧急情况下，可接受覆盖LSA，若出现并发症，可随后进行血运重建。目前，带LSA分支的主动脉内移植物正在研究中，未来可能避免对LSA重建的争议。最近一项Meta分析显示，与TAA的开放修复相比，TEVAR的30天死亡率更低（$OR=0.6$），SCI（$OR=0.35$）及肺部并发症（$OR=0.41$）的发生率亦明显减少。

（4）混合/脱支修复（分阶段与单阶段）

对于那些常规开放式TAAA修复风险极高的患者，特别是无法耐受近端主动脉钳夹或单肺通气的患者，以及不适合全血管内修复的解剖学候选者，可以考虑采用混合修复方法。混合方法包括开放手术进行内脏和肾脏脱支，通常通过远端CIA或近端EIA流入，再进行主动脉内移植重建。内移植可以在同一过程中完成，但若分为两个阶段进行修复，可能会降低脊髓损伤的风险，尤其适用于Ⅰ型和Ⅱ型TAAA。混合修复的优点在于避免开胸、近端主动脉交叉钳夹及延长的器官缺血时间。尽管部分单中心试验显示该方法取得了较好的结果，但多数报告因较高的死亡率和发病率而存在局限。一项包含528例患者的荟萃分析表明，14%的患者出现了30天内死亡或住院死亡，7.0%的患者发生永久性肾衰竭，4.5%的患者发生肠系膜缺血，7.0%的患者发生症状性脊髓损伤，其中4.4%的患者出现了不可逆的截瘫。笔者指出，尽管混合方法相较开放修复更具侵入性，但在面临开放修复风险过高的患者时，仍可能面临类似的并发症。在笔者的实践中，脱支方法通常限于具有内脏或肾脏闭塞性疾病，或因解剖禁忌证无法进行全血管内修复的高危患者。

（5）开放式TAA/TAAA修复与远端主动脉灌注及脊髓保护

随着血管内技术的进步，TAAA，尤其是TAA的开放修复已逐渐减少，但在管理这些复杂患者时仍具有重要地位。开放手术的方法取决于动脉瘤的范围。对于更广泛的修复，包括Ⅰ至Ⅲ型TAAA修复，通常会增加脊髓和内脏/肢体缺血的风险，且常需辅助措施。尽管一些大型医院报道的死亡率为5%～15%，但来自国家或地区数据集的数据显示患者的30天死亡率更高，可达20%。根据护理信息系统的数据，医院和外科医生的手术量是择期修复死亡率的主要预测因素。大手术量机构的死亡率为15%，而低手术量机构的死亡率为27%（$P<0.001$）。大手术量外科医师的死亡率为11%，而小手术量外科医师为26%（$P<0.001$）。

开放式TAA/TAAA修复时，通常会采用三种主要技术：交叉钳夹加缝合和脊髓液引流，部分左心搭桥术（left heart bypass，LHB）/体外循环加脊髓液引流辅助循环，或低温停循环。交叉钳夹和缝合加脊髓液引流的优势在于其操作简单且迅速，无需LHB或完全体外循环所需的高剂量抗凝。但此方法对左心压力较大，且由于内脏和肾脏缺血时间延长，不适合广泛的TAAA修复。尽管如此，部分大型中心在使用钳夹和缝合技术时，辅以脊髓引流、全身低温及4℃肾动脉灌注等手段，取得了良好的效果。

LHB通过抽取含氧血液并通过股动脉或远端主动脉管道输送回远端主动脉，从而减少左心负担。然而，这种方法增加了旁路插管的复杂性，且需要更多的循环肝素，可能导致手术结束时出现凝血性出血。低温体外循环允许在无血区域进行广泛的主动脉重建，且无需钳夹即可完成近端或远端吻合，适用于那些之前曾接受过主动脉弓置换、担心钳夹损伤的患者，或需要延伸到主动脉弓的吻合而可能导致脑循环停止的患者。这种技术虽然能带来益处，但由于冷却和复温的过程，确实会延长手术时间。

（6）标准开放式TAA/TAAA修复

不使用脊髓保护或远端主动脉灌注辅助的标准开放式TAA或TAAA修复，主要用于Ⅳ型TAAA修复，或用于患有潜在结缔组织疾病或感染性病变的局灶性TAA患者。Ⅳ型TAAA通常从腹主动脉分离，且大部分剥离发生在膈肌下方，通常可以通过有限的横膈肌切开来完成手术。通过将右肾、SMA及腹腔动脉联合吻合，可以减少肾脏及内脏的缺血时间，这样就能减少脊髓、肠系膜和肾脏缺血所需的辅助手术。然而，这种方法可能会导致内脏斑块晚期动脉瘤变性，尤其在年轻患者中应慎重考虑。麻省总医院的20年回顾性研究报告显示，采用这种技术的患者30天死亡率为2.8%，心肌梗死发生率为3.4%，需要透析的肾衰竭发生率为2.8%，脊髓损伤发生率为2.2%。

9．是否有脊髓缺血的危险因素

脊髓损伤导致截瘫是主动脉手术中最严重的并发症之一。在TAA/TAAA修复中，脊髓缺血的常见危险因素包括与修复受损的肋间血管数量相关的动脉瘤范围、与脊髓侧支的稳健性相关的动脉瘤位置、急性主动脉夹层的存在、需要紧急治疗/修复、开放修复中近端主动脉交叉钳夹时间超过30分钟及围手术期低血压。Acher等还将低心脏指数和年龄列为脊髓缺血的额外危险因素。考虑到脊髓侧支灌注网络的损害，LSA或下腹动脉的覆盖/闭塞也会增加脊髓缺血的风险。其他风险因素还包括主动脉内存在动脉粥样硬化病变（即“毛茸茸”的动脉粥样硬化疾病），这种情况增加了肋间或腹下动脉栓塞的风险。风险因素越多，应考虑的脊髓保护措施就越多。

10．脊髓、内脏或肢体缺血的危险因素

脊髓缺血是血管内和开放式修复方案中的一个问题，而内脏和肢体缺血主要是开放式TAA或TAAA修复的并发症之一。与脊髓缺血相关的主要危险因素在前文已详细讨论。胸主动脉夹闭会引起显著的生理紊乱，因为远端组织在整个交叉

夹闭时间内出现缺血。除了脊髓缺血，夹闭还可能导致术后肾衰竭、肠坏死、凝血功能障碍和肝功能障碍。此外，由于左心室后负荷的急剧上升和心肌需氧量的增加，左心也承受了较大的压力。与脊髓保护类似，肾脏和内脏保护的策略也遵循缩短缺血时间、降低代谢需求和提高器官缺血耐受性的原则。使用辅助循环或远端主动脉灌注有助于提供盆腔和内脏动脉的逆行灌注，同时减轻近端主动脉修复期间左心的负担。

内脏和肢体缺血的风险主要与动脉瘤的范围及患者的潜在合并症相关。现代研究显示，约9%的Ⅰ型和Ⅲ型TAAA患者会出现急性肾功能不全，而Ⅱ型TAAA患者这一比例可高达17%。肠缺血的发生率较低，约占所有TAAA修复的1%。在决定使用何种辅助治疗时，应充分考虑每位患者的潜在合并症。对于存在潜在心脏病的患者，他们可能无法耐受近端主动脉夹钳的压力，通常需要部分左心旁路。同样，肾功能不全、Ⅰ～Ⅲ型动脉瘤及术前心肺风险较高的患者，远端主动脉灌注也是一种适合的选择。Mohebali等研究表明，与美国医疗保险数据库中的夹缝技术相比，远端主动脉灌注在以下方面表现更好：肾衰竭发生率为14% vs 24%（$P<0.0001$），肺部并发症发生率为21% vs 27%（$P<0.0001$），30天死亡率分别为9.7%和12.2%（$P=0.01$）。风险因素越多，使用辅助循环、远端主动脉灌注和脊髓保护措施的效果越显著。

11．怎样进行脊髓保护

在TAA/TAAA修复过程中，预防SCI的方案最初基于病因的解剖学模型，主要聚焦于Adamkiewicz动脉和重要肋间分支的再植入。近年来，治疗脊髓缺血的重点已从解剖学原因（如节段性动脉覆盖或结扎）转向非解剖学/生理学措施（如提高脊髓灌注压和增强脊髓对脊髓缺血的耐受性）。Acher和Wynn等记录了在主要使用生理学措施的实验模型中，脊髓缺血风险降低达80%，并证实了在无法再植肋间血管的情况下，采取这些措施可有效降低脊髓缺血的发生。根据这一模型，最成功的脊髓损伤预防方案包括3个主要领域：改善脊髓灌注、增强脊髓氧合及提高脊髓对缺血的耐受性。所有这些领域均强调在修复过程中覆盖肋间动脉时强大的侧支网络对脊髓灌注的补充作用。

减少脊髓缺血的持续时间与缺血的解剖学原因密切相关。具体来说，限制主动脉交叉钳夹时间、逐步钳夹、利用辅助循环及肋间动脉再植入是减少脊髓缺血时间和缺血负担的有效措施。主动脉交叉钳夹或TEVAR覆盖多个节段动脉会迅速减少脊髓的动脉血供，导致水肿和脑脊液增多，继而增加脑脊液压力，进一步降低脑灌注压，导致继发性损伤。体感诱发电位或运动诱发电位的使用可为医生提供实时反馈，提醒脊髓灌注减少，从而及时处理该问题。减少这种生理反应的最有效方法是使用脊髓引流管进行脑脊液引流，降低脑脊液压力，并通常将平均动脉压提高至90 mmHg以上。术后，平均动脉压应至少维持在该水平48小时，同时保持脊髓引流管以防止延迟性脊髓缺血。术后应避免使用血管扩张剂（如硝普钠），且所有用于控制高血压的药物应为短效药物。脊髓引流通常在术后维持24 ～ 48小时，保持脑脊液压力＜10 mmHg（14 cmH_2O）。在移除脊髓引流管之前，应进行至少12 ～ 24小时的夹紧试验。甲基泼尼松龙（30 mg/kg）可在术中使用，以减少再灌注后脊髓水肿的影响。术后应维持足够的血管内容量，目标中心静脉压为8 ～ 10 mmHg，血红蛋白浓度应维持在90 ～ 100 g/L以确保足够的脊髓灌注和氧气输送。此外，通过轻度全身低温（约34℃）降低代谢需求，以提高脊髓对缺血的耐受性。在无低体温禁忌证（如凝血障碍）的情况下，患者不应在术后积极复温。研究还表明，纳洛酮能够降低缺血期间释放的兴奋性氨基酸水平，从而进一步降低SCI的风险。如果使用，纳洛酮通常以滴注方式给药［1 μg/（kg · h）］，并持续至术后数小时。任何神经功能缺损的迹象出现时，应立即通过提高平均动脉压和紧急放置脊髓引流管（如果术前未放置）来改善脊髓灌注。

近年来，分阶段修复改善脊髓侧支灌注的理念得到了越来越多的关注，许多学者将脊髓缺血预防方案纳入分阶段修复。O'Callaghan等证明，与未分期修复的患者相比，接受完全血管内修复Ⅱ型TAAA的分期患者脊髓缺血发生率显著降低（11.1% vs 37.5%，P＝0.03）。此外，所有分期患者均未出现永久性截瘫。

12．术后怎样进行有效监测

（1）脊髓监测

术后脊髓缺血可表现为一系列神经功能缺损，从轻度单侧腿无力到完全丧失感觉的麻痹。这种缺损可能急剧发展，也可能呈渐进性。TEVAR修复的脊髓缺血风险范围：TAA为4%～7%，选择性开放性TAA修复为2%～28%，Ⅱ区TAAA为5%～22%，而紧急TAAA修复的脊髓缺血风险可高达40%。

（2）术后监测

TAA或TAAA血管内修复后的术后监测遵循标准血管内主动脉修复术指南，如果未发现内漏、支架移植物移位或动脉瘤囊肿生长的证据，且患者肾功能良好，通常在1个月、6个月和每年进行CTA检查。对于具有分支或有孔移植物的患者，术后超声监测腹部组件及分支/有孔支架/分支血管也是必要的。尽管目前尚未有专门的DUS标准来诊断移植物狭窄，但如果流速出现显著变化，特别是当存在终末器官灌注不良的迹象（如肌酐升高或慢性肠系膜缺血症状）时，应进一步评估。

开放式修复后的术后监测不如血管内修复严格。考虑到高达15%的患者可能发生吻合口旁动脉瘤或异时性动脉瘤的风险，建议在开放式修复后的每5年进行一次常规CT随访。

三、腹主动脉病变

（一）腹主动脉瘤

AAA为邻近动脉直径局部扩张达到或超过正常直径的50%。通常情况下，AAA需大于3 cm才被认定为异常，因为肾下动脉的平均直径约为2cm（而肾上动脉直径通常比肾下动脉大约0.5 cm）。在60岁以上人群中，AAA的患病率估计为4%～10%。多个因素会增加AAA的发病风险，包括既往家族史［尤其是腹主动脉瘤破裂（ruptured abdominal aortic aneurysm，rAAA）史］、男性和吸烟。其他患者相关因素也需充分考虑，包括患者的功能状态及是否合并心血管或肾脏并发症。

- AAA的影像学诊断及病因评估
- AAA涉及的相关症状
- 合并感染AAA的处理策略
- AAA患者的最佳医疗管理
- AAA患者的手术干预指征及术前准备
- AAA患者的腔内治疗策略
- AAA开放修复策略
- AAA患者的长期监测策略

1．AAA的影像学诊断及病因评估

对于疑似或确诊AAA的患者，应进行全面的病史采集和体格检查。在体检中，应关注是否存在搏动性腹部肿块及肿块上方的触痛情况。尽管体检在检测AAA时的敏感性有限，但敏感性会随动脉瘤长径的增加而提高（长径3.0～3.9 cm为29%，4.0～4.9 cm为50%，＞5 cm为76%）。因此，对任何疑似AAA的患者均应进行腹部超声检查（DUS）。此外，还应关注股动脉或腘动脉瘤的可能性，这在AAA患者中占5%～15%。记录脉搏检查结果及心肺检查的发现（如心脏杂音或异常肺音）也十分重要，以便为进一步检查及风险分层提供依据。

无症状但疑似AAA的患者通常可首先进行腹部DUS筛查。DUS被证明在特定人群中具有成本效益，特别是针对年龄≥65岁的男性、有吸烟史（≥100支）或家族史的男性和女性患者。若需要更精确的成像或术前规划，应选择对比增强薄层（＜1 mm）CTA检查。与DUS相比，CTA具有更高的敏感性和特异性，尤其适用于有症状的患者，DUS无法准确地排除破裂的可能性。初始成像应覆盖胸部、腹部及骨盆区域，因为10%～15%的患者可能合并胸主动脉瘤。其他成像方式（如MRA或平片）因其成本、耗时或敏感性和特异性的限制，不适合作为AAA的常规检查手段。

若初步评估和影像检查未发现AAA，应考虑其他潜在病因。基于体格检查的

假阳性可能在体形瘦小的患者中发生，这类患者因主动脉脉搏突显而易被误诊，特别是年轻人或儿科患者。其他腹部病变（如肾动脉瘤或肠系膜动脉瘤）亦可能在检查中被误诊为AAA。若体检发现搏动性腹部肿块，但影像未显示AAA，应考虑其他诊断，包括右心功能衰竭合并肝大（尤其是左叶肥大）、胃肠道肿瘤、胰腺假性囊肿或脾肿大等。

2．AAA涉及的相关症状

AAA治疗的关键在于区分患者是否存在与动脉瘤相关的症状。常见的症状包括新发的背部或腹部疼痛。尽管明确这些症状是否由AAA引起可能存在困难，但如果在检查中发现动脉瘤压痛，通常可视为症状性AAA。这类症状通常与动脉瘤的急性扩张相关，因此症状性AAA通常需要紧急治疗。罕见情况下，AAA可能因远端动脉栓塞或原位血栓引起急性主动脉闭塞，进而导致急性缺血症状。其他不常见的症状还包括局部压迫（如输尿管受压）、动脉瘤相关的主动脉－下腔静脉瘘或肠瘘等。有症状但未破裂的AAA占病例的5% ～ 23%。既往数据显示，症状性未破裂AAA的30天或住院死亡率为4% ～ 22%，与择期修补术结果相当甚至更差。

对有症状的AAA患者，应紧急进行CTA以判断动脉瘤是否破裂。若患者年龄≥50岁，突然出现腹痛、背痛或腹股沟痛，伴低血压、晕厥或休克表现，则应高度怀疑rAAA，除非有其他明确证据。rAAA的鉴别诊断包括胃肠穿孔、脾破裂及内脏穿孔等腹部危急情况，需要迅速而协调的评估以改善预后。延误rAAA的诊断可能严重影响患者结局。

若患者症状明显但未发生破裂，还需排查其他相关并发症。AAA侵袭十二指肠引起的主动脉－肠瘘（aortoenteric fistula，AEF）罕见但致命。此类患者通常表现为上消化道出血并伴有AAA，但需注意与原发性胃肠道疾病导致的出血鉴别。AEF诊断需通过CTA或胃镜确诊，并要求紧急治疗。另一罕见并发症为主动脉－下腔静脉瘘，发生率＜1%，在破裂的AAA病例中发生率＜3%。这类患者可能表现为高输出量心力衰竭、肾功能不全、血尿、下肢水肿及腹部持续性杂音。若出现全收缩期、机械样腹部杂音，应高度怀疑此诊断，尽管大多数情况下可在术前CTA确诊，部分病例在紧急修补术中被意外发现。

3．合并感染AAA的处理策略

对于出现症状且发现未破裂的AAA患者，即使未合并相关瘘管，也需警惕感染性动脉瘤的可能性，特别是当其表现伴有发热、不适、盗汗、体重减轻、腹部或背部疼痛和/或动脉瘤生长缓慢时。感染性AAA是一种罕见疾病（发病率为0.5%～1.0%），但诊治难度较大。其常伴随其他复杂表现，如动脉瘤破裂、脓毒症及肠旁组织受累（发生率达50%～60%）。既往存在的退行性动脉瘤可能因化脓性栓塞远距离血源性播散而继发感染，而正常动脉也可能因局部或血源性感染形成动脉瘤。“真菌性动脉瘤”这一术语最早由Osler提出，用于描述由细菌性心内膜炎引起的感染性动脉瘤，其形态通常呈“蘑菇”状假性动脉瘤。其他可能增加感染性AAA风险的因素包括免疫功能低下、既往主动脉手术史、营养不良及动脉损伤。

在疑似感染性AAA患者的治疗中，首先应进行初步复苏并采集血培养，随后启动经验性广谱抗生素治疗。尽管近年来感染性AAA的致病菌谱有所变化，抗生素的初始选择仍需覆盖革兰阳性和革兰阴性菌。血培养在50%～85%的病例中呈阳性，诊断价值较高。常见病原菌包括凝固酶阴性和阳性葡萄球菌（占病例的28%～71%）及沙门菌。如果怀疑存在消化道瘘管，则需考虑肠杆菌科细菌甚至厌氧菌污染的可能性。

针对感染性AAA患者，治疗决策通常较为复杂。需综合评估患者是否适合进行动脉瘤切除手术。外科治疗的基本原则包括彻底清除感染组织并实施血管重建。然而，由于感染性AAA的手术治疗相关发病率和死亡率较高，需进行全面的患者风险分层评估，以确定是否可实施开放手术治疗，或是否采用暂时性治疗措施，如血管内支架植入联合抗生素治疗。每例患者的治疗方案需根据其具体情况个体化制定，最好由经验丰富的外科团队实施。即使在大型医院，感染性AAA的死亡率仍高达20%～50%，术后发病率接近75%～100%。

目前关于感染性AAA血供重建的最佳方法尚存在争议。经典治疗方式为解剖外血供重建（如腋股旁路术），随后行主动脉结扎及动脉瘤切除。然而，对于累及内脏动脉或胸腹联合部位的病例，此方案可能不可行，需考虑采用顺行内脏分支或腔内、解剖内血管重建。尽管原位重建可能增加移植物相关并发症的风险，但在选定患者中，原位重建是一种安全且长期效果良好的选择。此外，还存在多种分期血管重建策略。在应对这一复杂临床问题时，需全面评估血供重建的时机、方式及可能的组合策略，以优化治疗效果。

在无椎体骨髓炎或移植物周围脓肿的情况下，对于生理状态较好的患者（如可疑金黄色葡萄球菌或生物被膜感染，包括表皮葡萄球菌的病例），笔者倾向选择直接原位重建，并使用经利福平浸泡的涤纶移植物（60 mg/ml浓度，浸泡30分钟）。对于年轻（如年龄＜65岁）、高风险（ASA分级≤III）、术前股静脉管腔充足（平均直径≥7 mm）、CT未显示腹膜后脓肿、无肠道瘘（如AEF）及无革兰阴性菌感染（术前或术中培养证实）的患者，可选择新主动脉–髂动脉系统作为治疗方案。而对于伴不良生理状况的患者，通常首选腋–股动脉搭桥术，并分期进行移植物移除及主动脉结扎术。

对于不适合开放手术修复的感染性AAA患者，关于血管腔内修复术的疗效数据较为有限。然而，在解剖条件合适的患者中，EVAR联合终生抑制性抗生素治疗已被报道为可行方案。一些研究表明，术前存在破裂或发热史是术后持续或复发感染的独立预测因素。EVAR治疗的感染性AAA患者中，约20%的病例可能因动脉瘤相关并发症死亡，但对于高危患者，这可能是唯一的治疗选择。值得注意的是，停用抗生素后与主动脉相关的死亡风险显著增加，因此支持终生抑制性抗生素治疗并定期进行CT影像学监测的建议。

在高危患者中，动脉瘤切除联合原位重建可能是合理的选择。原位重建材料通常包括抗生素浸渍的人工血管（如明胶密封的涤纶移植物）或自体生物移植物（如股腘静脉移植物、自体动脉间置术）。但在伴革兰阴性菌感染的病例中，假体导管放置于最近清创的感染部位后，再感染率可达25%～60%。相比之下，对于解剖外重建手术（如腋股或双侧腋–股旁路），自体动脉间置术（native artery interposition surgery，NAIS）显示出较好的效果。然而，NAIS的不良预后因素包括念珠菌、克雷伯杆菌或类杆菌感染，以及术前显著的脓毒症。因此，对于

AEF的病例，通常不推荐NAIS。

传统治疗感染性AAA的方法包括解剖外血供重建（如腋－股或腋－双股旁路），随后进行主动脉结扎及清创术。对于高风险患者，可采用血供重建术后分期移植物切除和主动脉结扎的策略，以降低发病率。手术成功的关键在于患者血管质量及未感染肾下主动脉残端的长度（至少2～3 cm），为闭合缝合提供足够的组织支持。此外，腹膜后广泛清创（“三重结扎术”，包括连续横褥式缝合、简单缝合及大网膜皮瓣覆盖）也是重要步骤。尽管该方法较NAIS等原位重建手术所需时间更短，但术后主动脉残端破裂的风险达15%～20%，且一旦发生通常为致命性并发症。

炎症性AAA约占症状性AAA的5%～10%。其特征为动脉瘤壁明显增厚（CTA上可见强化）、腹膜后纤维化及周围脏器与动脉瘤囊的粘连。炎症性AAA的自然病程尚不明确，但目前指南建议当其直径达到退行性动脉瘤的修复阈值时进行干预。

炎症性AAA的手术技术要求较高，常伴更长的手术时间和更高的血制品需求。腔内修复通常是首选方法，但在需要开放手术修复时，建议采用腹膜后入路以降低十二指肠或近端空肠损伤的风险。然而，该入路的局限性包括对右髂动脉、右肾动脉及右输尿管的暴露不足，以及处理十二指肠损伤能力的限制。由于术前纤维化明显，主动脉壁通常足以保持完整性，但吻合口裂开的风险显著增加，因此常采用聚四氟乙烯补片加强吻合。对于术前已发生输尿管梗阻的病例（约25%），可预置输尿管支架以确保尿液引流，并在术中提供解剖指引。

4．AAA患者的最佳医疗管理

在对无症状AAA患者制定监测方案或评估是否达到选择性修补的大小阈值之前，应首先估计患者的预期寿命。由于AAA患者通常年龄较大且常伴有心血管合并症，其总体5年生存率通常为60%～70%。然而，对于伴有晚期心脏和/或肾脏疾病的特定患者群体，5年生存率可能低于50%。换言之，即使在未患动脉瘤的情况下，这些患者的年死亡风险也超过10%。尽管选择性修复AAA可以显著提高无破裂的生存率，但修复本身并不能减少主要心脏事件或恶性肿瘤相关的全因死亡风险。因此，选择性AAA修复的预防性特性要求外科医师在决策过程中综合考虑以下4个关键因素：①患者预期寿命；②年破裂风险，主要由动脉瘤直径预测；③围手术期死亡率风险；④患者偏好。预期寿命合理的患者（如＞2～5年）将从预防性AAA修补术中获得最大益处，但这一决定受到出现时动脉瘤长径的影响。

尽管早期研究报道指出，长径为5～6 cm的AAA的年破裂风险在3%～15%，但最近的分析显示，这些数据可能高估了该疾病的实际自然史，尤其是对于较小长径（3.0～5.5cm）的动脉瘤。系统回顾表明，这类较小动脉瘤的年破裂风险为0～1.6%。基于这些特征，对于因其他严重并发症（如恶性肿瘤或晚期心肺/肾脏疾病）而预期寿命较短的无症状AAA患者（例如预期寿命＜2年），应提供详细的咨询并优先考虑非手术治疗。这一决策过程通常复杂且微妙。因此，反复与患者及其家属沟通，并记录相关细节，是这种管理策略的重要组成部分。在咨询中，应向患者详细解释rAAA的可能性及其后果，同时讨论旨在提高患者生活质量的舒缓治疗方案。在初级保健医生和社会工笔者的协助下，帮助患者建立或更新生前遗嘱，是非手术AAA管理中的关键步骤之一。

5．AAA患者的手术干预指征及术前准备

在处理AAA时，首先应根据病史和影像学检查区分真性动脉瘤与假性动脉瘤或伪动脉瘤。主动脉伪动脉瘤的潜在原因可能是退行性疾病（如穿透性溃疡）或非退行性疾病（如创伤或感染），但最常见的原因是与之前的主动脉移植物吻合术相关。主动脉伪动脉瘤的自然病程和破裂风险尚不完全明确，但通常认为其预后较真性AAA差。因此，治疗AAA的决策应考虑多个因素，包括表现的性质（如症状、感染、生长速率、直径、预计修复的复杂性、患者的年龄、合并症以及预期寿命）。

对于无症状的AAA，修复的长径阈值为男性≥5.5 cm，女性≥5.0 cm。然而，这些阈值并非绝对，较大的阈值可能适用于高风险患者，因为他们术后死亡风险较大，且整体预期寿命较短。值得注意的是，女性的修复阈值较男性低，原因在于女性在监测期间发生rAAA的风险是男性的3～4倍。此外，女性的术后死亡率较高，因此，对于所有动脉瘤长径≥5 cm的女性患者进行修复可能并非最

佳策略。除了直径标准，生长速度每年＞10 mm的动脉瘤也建议修复。一般认为，囊状动脉瘤的破裂风险较梭形动脉瘤更大，因为其壁应力较高，但关于这一点的证据仍不足。

对于AAA长径低于修补大小阈值的患者，建议定期进行影像学监测。小型AAA的直径范围通常为3.0～5.0 cm，对于无症状的AAA患者（男性长径＜5.5 cm，女性长径＜5.0 cm），破裂的风险低于手术的风险，因此应采取监测策略。尽管大多数小型AAA的增长较慢，但不同患者之间的差异较大。例如，长径为3 cm的男性AAA的年均增长率约为1.28 mm，年增长率的变动范围较大，因此监测间隔应根据动脉瘤的具体大小来调整。随着腹主动脉直径的增大，监测间隔也应相应缩短。血管外科学会建议，长径为4.0～4.9 cm的AAA应每12个月监测一次，长径＞5.0 cm的AAA则应每6个月监测一次。

近年来，医学治疗的进步显著降低了MACE的发生率，从而提高了患者的长期生存率。AAA患者作为一个高风险人群，受益于这些治疗，尤其是心血管合并症的发生率较高。尽管已有多种药物（如普萘洛尔、多西环素、大环内酯类药物、他汀类药物）被用于减缓AAA的扩张和破裂风险，但目前尚无药物能够成功实现这一目标。吸烟是影响AAA扩张和冠状动脉疾病的主要可改变危险因素，因此患者应被鼓励戒烟。此外，合理控制慢性收缩期高血压和避免舒张期高血压（＞90 mmHg）对减少心血管事件和可能减缓AAA的增长具有重要作用。虽然β受体阻滞剂、ACE抑制剂和ARB类药物已被推荐用于特定治疗，但无降压药物能被证实适用于所有AAA患者。除非存在禁忌证，所有AAA患者（无论是否进行手术）均应服用阿司匹林和他汀类药物，这些药物对长期生存有益。适度的运动被证明对心血管健康有益，也有减缓AAA增长的作用。

术前决策的关键是评估手术风险与腹主动脉潜在风险。多项研究表明，人口统计学、合并症及术中变量对AAA术后结果有显著影响。解剖修复的程度同样是一个重要因素，肾下和肾旁AAA修补术的预后较好，而肾上及胸腹主动脉疾病的预后较差。因此，对于需要同时进行肾脏或肠系膜重建的患者，修复阈值应相应提高，通常为≥6.0 cm。

手术风险分层应根据患者的早期和晚期死亡风险进行个体化评估。术后第1年内死亡的患者预期寿命较短，不足以从预防性修复中获益。可用的决策支持工具能够帮助估计术后住院、30天和1年死亡风险，且可通过有效的风险模型评估主要心脏事件的风险。一旦确认患者具有合理的预期寿命且术后死亡风险小于监测下的破裂风险，修复手术应被考虑。

术前评估动脉瘤的范围并识别正常的近端主动脉是手术计划的关键。肾下、肾旁和肾上疾病的区分至关重要，因为不同类型的修复对手术复杂性和预后有重大影响。5% ～ 15%的AAA患者有肾上主动脉疾病，这通常需要重新植入肾动脉或进行开放式搭桥修复。肾旁AAA则指需要在肾动脉上方放置主动脉阻断，但主动脉吻合术在肾动脉下方进行。

术前计划中另一个需要考虑的重要形态学特征是髂动脉受累情况。30% ～ 40%的AAA患者合并髂动脉疾病，通常需要同时治疗AAA和髂动脉疾病。特别是当存在需要治疗的内髂动脉（II A）时，会增加开放或血管内AAA修补术的手术复杂性。为了保持足够的内髂动脉循环，可能需要对髂动脉分叉进行紧急处理。

6．AAA患者的腔内治疗策略

70% ～ 80%的择期AAA患者现在采用EVAR进行治疗。多个大型随机试验一致证明，与择期AAA开放修补术相比，EVAR术后并发症和死亡率的风险较低，尽管长期生存的优势并不明显。这种早期EVAR的益处与更长时间的监测及主动脉相关再干预的风险相平衡。当前可安全使用多种商用设备，但需要注意的是，这些设备在使用说明中存在重要差异（表2-1）。建议通过高质量的薄层CTA进行中心线重建，以充分规划EVAR手术。如果患者不适合EVAR，且解剖特征需要使用说明书以外的设备，则应强烈考虑采用开放修复手术。

EVAR通常首选用于具有高医疗风险且解剖结构良好的患者。接受EVAR的患者需要对手术风险进行详细咨询，特别是关于对比剂和辐射暴露、进入血管的并发症、终生成像监测的必要性，以及主动脉相关再干预的可能性。一些患者可能表现出极大的焦虑，认为尽管动脉瘤已得到治疗，但并未通过腔内血管成形术“治愈”。终生术后影像监测和/或主动脉相关再干预的强制要求，也可能促使一

表2-1 商业腹腔血管内主动脉瘤修复置、器具使用说明书中关键解剖特征的差异

器具	肾上锚定	近端锚定区（mm）	瘤颈角度（肾下）（°）	主鞘外径（Fr）	最大髂支（mm）	髂动脉锚定区（mm）
Excluder C3	否	15	60	18	25	10
Gore IBD	否	15	60	18	N/A	10
Zenith Flex	是	15	60	20/22/24	20	10
Z-Fen	是	4	45	22/24	20	10
Powerlink/AFX	是	15	60	19	23	15
Ovation	是	13	60	14	20	10
Endurant IIs	是	10	60	18	25	15
Aorfix	±	10	90	23	19	15
Treo	是	10	60	18/19	20	10
Treo	是	15	75	18/19	20	10

引自：Excluder C3，Gore IBD Iliac Branch Device，W.L.Gore & Associates；Zenith Flex and Cook Zfen，Cook Medical；AFX and Ovation，Endologix，Inc；Endurant IIs，Medtronic，Inc；AorFix，Lombard Medical；Treo，Bolton Medical.

些患者倾向选择开放修复，即便他们的解剖结构适合支架移植。在这种情况下，患者接受开放手术的生理风险将影响最终的治疗决定。

最终，患者的生理和解剖风险分层显著影响血管内或开放AAA修复术的选择。对于手术风险低至中等且解剖结构适合EVAR的患者，应在使用共同决策模型，客观评估血管内与开放AAA修复术的风险与收益后，确定最适合的治疗选择。外科医师可以结合多种生理和解剖学特征，评估高危患者的风险。虽然高龄

（＞80岁）、较差的功能状态（卧床不起、无法活动）、严重心脏疾病（如心力衰竭、主动脉瓣疾病、修订的心脏危险指数评分＞5）、肺病（第一秒用力呼气容积＜1.5L、类固醇或氧依赖），以及肾脏疾病（肌酐＞159.12μmol/L或透析依赖）患者通常为高危人群，但解剖学特征如主动脉壁钙化、血栓、髂动脉瘤和/或闭塞性疾病、身体习惯和既往手术史等，也可能增加手术风险。因此，外科医师根据患者的个体背景，判断其是否为高风险患者。高危患者尽管适合EVAR治疗，但仍可能倾向选择开放修复手术，或者如果解剖结构不符合内EVAR适应证，则应考虑转诊至大型专科医院。

将护理资源集中到大容量中心是合理的，因为这些中心通常在“尖端”主动脉治疗领域拥有丰富经验，能够更好地处理复杂患者的需求。与低容量中心相比，这些机构能提供更好的结果，特别是在处理复杂的开放和腔内主动脉手术、开窗/分支内移植物研究，以及与胸/心血管手术、麻醉及危重护理相关的多学科综合服务方面。对于接受开放手术的患者，将AAA治疗转至大容量中心尤为重要。尽管标准的无烟囱/开窗部件的选择性肾下EVAR不受中心容量的显著影响，但医院和外科医师的工作量对开放AAA手术的结果有明确影响。专门从事AAA治疗的大容量中心拥有强大的护理系统，能够抢救那些在术中或术后出现不良预后的患者。目前的指南建议，提供选择性开放腹主动脉修复术的中心每年应处理至少20例AAA病例。

随着时间推移，各种支架的出现以应对以往阻止符合EVAR资格的大多数解剖学挑战。例如，主动脉颈长度为7～15 mm（Cook Zfen为4mm）、高角度颈（Aorfix装置最大为90°；其他装置为60°），以及最小为5 mm的髂动脉直径现在已广泛应用。大多数情况下，EVAR植入手术可在局部或全身麻醉下完成。透视引导和辅助血管造影术及静脉内超声（特别是在肾病患者中）可帮助描绘解剖位置，从而指导支架植入。支架的植入顺序因设备而异，外科医师有责任根据设备的使用说明书选择适合的解剖结构，以确保修复效果。在规划和实施EVAR时，必须考虑多个重要因素，包括对比剂使用、动脉粥样硬化碎片导致的栓塞、分支血管插管、主-髂动脉钙化、近端/远端锚定区的形态、曲折以及通路血管解剖等。这些因素均可能显著影响术后并发症的发生和再干预的需求。

7. AAA开放修复策略

如果患者的解剖结构不符合标准商业化内移植物装置的使用说明，但患者手术风险较低或中等，则应考虑进行开放性主动脉修补术。在每一例开放手术中，均应评估使用经腹膜后或左腹膜后腹主动脉入路的手术方法。值得一提的是，左侧腹膜后入路在处理肾上腺疾病时提供了更大的灵活性，它能避免先前腹部手术所导致的不友好组织平面，并与较低的肺部并发症和减少的肠梗阻相关。此外，该入路在处理异常解剖结构（如马蹄形肾脏）时具有优势。然而，若患者有左侧下腔静脉、左肾静脉、右髂动脉瘤或严重的主－髂动脉闭塞症，则腹膜后显露可能不如经腹膜下或系膜下主动脉入路。

在进行开放性AAA修补术时，需要考虑多个技术因素，包括夹闭位置导致的肾－肠系膜动脉缺血、是否使用有创血流动力学监测、胶体/晶体复苏的比例、清除血液的技术及ⅡA和肠系膜下动脉（inferior mesenteric artery，IMA）的处理。如果ⅡA和肠系膜上动脉有足够的侧支循环，通常不需要重建IMA血供。然而，如果患者有严重的SMA和/或ⅡA闭塞性疾病，或者曾接受过结肠手术，可能会影响SMA-IMA的侧支循环，此时应特别考虑在修复策略中纳入对这些因素的处理。

开放和血管内AAA修补术后的并发症发生率可能较高（开放修补术－择期手术为15%～40%，破裂手术为50%～75%，EVAR-择期手术为5%～15%，破裂手术为25%～50%）。最常见的并发症包括肾脏、心脏、肺部问题以及出血相关的功能障碍。并发症的预防和管理应从术前阶段开始，需进行严格的风险分层和手术规划。

大多数腹主动脉修补术后的并发症，尤其是心脏、肺部、肾脏的常见并发症，通常可以通过标准治疗加以解决。然而，这类手术也有两种特殊的并发症需要特别处理：结肠缺血，这是一种罕见但严重的并发症（发生率为0.5%～3.0%），通常由IMA或髂动脉闭塞引起，并与术后死亡率增加3～5倍相关；腹腔间隔室综合征，尤其是在破裂的腹主动脉修补术后，若未及时发现和处理，可能会威胁生命。

8．AAA患者的长期监测策略

开放性腹主动脉修补术后，患者面临近端主动脉异时性疾病或吻合口退变的风险。事实上，10%～15%的患者在开放修复术后会在远端出现动脉瘤，通常需要进行手术干预。因此，建议术后3～5年进行胸部、腹部和骨盆的CT血管造影随访。EVAR术后的长期随访是强制性的，因为15%～20%的患者一生都可能需要与主动脉相关的再干预，通常与内漏有关。考虑到EVAR术后存在的晚期主动脉相关再介入风险（15%～18%）和破裂风险（0.5%～1.0%），无术后成像监测的患者被视为未修复，直到进一步证实其修复状态。推荐的监测间隔为术后1个月、6个月、12个月，并建议此后每年进行CT成像。然而，多个研究表明，如果术后第1次CTA未发现内漏，6个月的扫描可以安全取消。超声波多普勒作为EVAR术后监测方法也被证明既安全又经济，许多中心在术后第一年后选择使用此方法替代CT成像，尤其是在无显著内漏和瘤体增大的情况下。然而，我国范围内EVAR术后监测的比例较低，22%～25%的存活患者在术后1年未进行成像，超过50%的患者在术后3年后未进行成像监测。与接受常规成像监测的患者相比，缺乏长期成像监测的患者在五年生存率方面表现较差，特别是当这种缺失伴随着面对面随访的缺乏时。所有患者术后都应接受最佳药物治疗，以提高AAA修复后的长期生存率。与接受影像监测的小动脉瘤患者类似，AAA患者术后应继续戒烟，并长期服用阿司匹林和他汀类药物。还应特别关注其他心血管危险因素的控制，以及定期肿瘤筛查，以优化患者的长期生存质量。

（二）穿透性主动脉溃疡、壁内血肿和孤立性腹部主动脉夹层

高分辨率成像技术的进展已明确了经典主动脉夹层的重要变异类型。急性主动脉综合征（acute aortic syndrome，AAS）是一组具有相似解剖和临床特征的疾病，包括典型的急性主动脉夹层（acute aortic dissection，AAD）、壁内血肿（intramural hematoma，IMH）和穿透性主动脉溃疡（penetrating aortic ulcer，PAU）。创伤性主动脉损伤和孤立性腹主动脉夹层（isolated abdominal aortic dissection，IAAD）也常被归类为这一异质性疾病群体。所有这些病变均涉及主动脉中层的破裂，代表着同一病理过程的不同阶段，最终可能导致动脉瘤的形成、主动脉破裂甚至死亡。

AAS的真实发病率难以确定，因为初期诊断常被忽视。然而，AAS的患病率似乎呈现上升趋势。迄今为止，AAD仍然是引起AAS的最常见病理改变。

PAU的定义是动脉粥样硬化斑块溃疡穿透主动脉内膜，导致主动脉IMH的形成。PAU占AAS病例的2%～7%。

IMH是指主动脉壁内存在血液，但在影像学上难以识别可明确的入口点。IMH的确切病因尚不完全清楚，但普遍认为是由主动脉内层的血管破裂或主动脉起始部微小撕裂引起的。10%～20%的临床夹层患者在影像上表现为IMH。

IAAD是主动脉夹层的一个亚型，占所有急性主动脉夹层病例的不到1.5%。其入口撕裂通常位于肾动脉下方或肾动脉水平（约82%）。该病因可能是自发性的、医源性的或创伤性的。

- 诊断及症状性患者
- PAU或IMH的风险判断
- 手术风险评估
- 手术方式的选择
- 医疗管理和监测策略

1. 诊断及症状性患者

CTA是诊断PAU的首选技术，其特征为局限性溃疡，穿透主动脉内膜并进入胸主动脉降支中下段的主动脉壁。邻近主动脉壁的局灶性增厚或高密度可提示合并IMH。

CT平扫在IMH的诊断中至关重要。IMH的特征表现为主动脉壁出现纵向新月形增厚，且这种增厚在非螺旋方式下延伸。与AAD不同，IMH患者的主动脉管腔完整，增强扫描后未见内膜瓣或主动脉壁的强化。在解剖上，IMH通常比AAD更为局限。结合CT平扫与增强扫描，IMH的灵敏度可达96%。然而，CT在将IMH与主动脉斑块、血栓或血栓夹层区分时存在一定困难，此时，MRI可提供额外的信息，帮助区分主动脉壁组织和血肿的年龄。

在IAAD中，CTA仍然被认为是“金标准”，但腹部超声对内膜瓣的灵敏度和特异度高达80%和100%。

治疗目标是防止疾病进展为复杂夹层、动脉瘤形成、主动脉破裂及死亡。所有患者需要与主动脉夹层患者一样，接受积极的心率控制治疗，以优化血压和心率，这一治疗应为终生治疗。在急性期，舒张压控制在100～120 mmHg是广泛接受的目标。越来越多的证据表明，将心率控制在60次/分以下可改善预后。静脉注射β受体阻滞剂通常是首选治疗，而静脉注射钙通道阻滞剂为二线选择。一旦血压和心率得到控制，可以过渡到口服降压药和他汀类药物（如果存在冠心病）。这构成了长期的最佳药物治疗。

与主动脉夹层一样，AAS可分为复杂型和非复杂型两种类型。除了最危险的患者外，有顽固性疼痛、无法控制的血压、内脏血流灌注不良或即将破裂等症状的患者属于复杂型，需要进行干预。对于无症状患者，建议采取医疗管理和监测，除非存在高风险的解剖特征。

随着横断面影像技术的普及，一些偶发的AAS表现被发现。对于无临床症状的患者，治疗决策应基于高危解剖特征的存在、病情演变或新症状的出现。

2．PAU或IMH的风险判断

尽管具体的增长率尚不清楚，20%～30%的无症状PAU表现出随着时间推移而进展的迹象。除了控制血压和定期监测，目前无证据表明需要对无症状PAU进行额外治疗。这些病变通常被视为囊状动脉瘤处理，并监测其大小进展。

IMH通常会发生动态演变，其中28%～47%的患者可能发展为典型的主动脉夹层或破裂（20%～45%），而约10%的患者可能会出现自我消退的迹象。

高危解剖特征表明疾病可能会进展为AAD、动脉瘤形成或破裂。在决策时，应考虑临床表现和影像学特征，并与患者的合并症、治疗风险和预期寿命进行比较。相关信息见表2-3。

表2-3 IMH/PAU进展为夹层、动脉瘤或破裂的预测因素

升主动脉受累者
最大主动脉直径≥50 mm
渐进性主动脉壁厚度（>11 mm）
扩大主动脉直径
复发性胸腔积液
共存的IMH和PAU
IMH患者的局灶性内膜破坏

注：IMH.壁内血肿；PAU.穿透性主动脉溃疡。

由于自发性IAAD的发病率较低，其自然病程尚不完全明确。Kang等对210例确诊为自发性IAAD并进行系列CT随访的患者进行了研究，结果显示，在随访期间，2例患者（0.9%）发生了主动脉破裂，5例患者（2.4%）需要进行主动脉介入治疗，3例患者（1.4%）因主动脉相关并发症死亡。该研究还发现，女性患者出现症状以及肾上腺区域的主动脉夹层与主动脉相关死亡率的增加有关。此外，伴发AAA和IAAD可能与破裂风险的增加相关，这类患者可能需要进行干预。然而，目前仍建议大多数无症状的IAAD患者进行保守的内科治疗。一些研究表明，相较于急性或症状性IAAD，慢性无症状的IAAD治疗效果较好。

典型的症状性穿透性PAU通常发生在老年患者中，特别是超过65岁并伴有高血压和广泛性动脉粥样硬化的患者，症状表现为胸痛或背痛，且无主动脉瓣关闭不全或血流灌注不良的迹象。症状性PAU的自然病程常较差，尤其是当伴有

IMH时，破裂的风险更高，远端栓塞较为少见。

症状性IMH的临床表现与主动脉夹层类似，主要特征为胸痛或背痛，但血流灌注不良和脉搏不足较为少见。

IMH和PAU可根据斯坦福分类标准进行分型。A型夹层累及升主动脉，B型则局限于主动脉弓及降主动脉。病变的位置决定了临床病程和治疗方案。对于无症状的IMH和PAU患者，若无进展性的高危特征，通常采取保守治疗（如血压控制和监测）。

约20%的IMH位于升主动脉，而PAU很少见于此部位。急性IMH的消退率为1/3，约20%会进展，而40%的患者可能进展为主动脉夹层。在B型IMH患者中，3%～14%可能转变为典型的夹层，而升主动脉涉及的病例高达88%（根据IRAD系列数据）。因此，A型IMH的并发症和早期死亡风险较高，尤其是症状出现后的前8天内。合并心包积液、腹主动脉周围血肿或大型动脉瘤的复杂病例需要紧急开放手术，大多数A型IMH患者确诊后24小时内需要手术。如果PAU累及升主动脉，由于破裂或心脏压塞的风险增加，通常也需要紧急手术。在进行开放手术修复前，必须充分评估手术风险。

大多数IMH和PAU（50%～80%）发生在降主动脉内。对于症状性患者或有进展高危因素的患者，建议根据手术风险评估决定治疗方案。

3．手术风险评估

在AAS的复杂临床表现中，除非患者风险极高，否则所有患者均需手术干预。对于手术风险较高的患者（如伴有合并症、虚弱和低预期寿命的患者），由于手术或血管内治疗的风险较大，最佳的药物治疗和“等待观察”策略（包括血压和疼痛控制药物治疗以及定期监测和影像学复查）可能是最合适的选择。对于年轻患者或有相关家族史和既往病史的患者，尤其是结缔组织疾病的患者，应特别注意。这些患者的病情进展更快，往往容易发展为完全夹层或主动脉扩张及破裂。在紧急情况下，血管内介入治疗可以挽救生命，并作为未来干预的桥梁。对于手术风险被评估为可接受的患者，可根据病理特征、解剖特点及疾病的复杂性选择血管内或开放手术入路。

4．手术方式的选择

对于合并A型PAU或IMH的患者，急诊开放手术是首选治疗方法。开放手术的目的是通过切除病变的升主动脉段，避免破裂和心脏压塞的风险。手术中，心胸外科医师通过胸骨切开并使用体外循环，切除受影响的升主动脉段，并用聚酯移植物进行替代。若手术需要切除并重建主动脉弓，则应在低温和选择性脑灌流体循环下进行。

尽管证据尚不完全，但与复杂的经典主动脉夹层相似，对于复杂的降主动脉PAU或IMH患者，通常推荐腔内修复术。对于这类患者，TEVAR的围手术期发病率和死亡率低于开放修复术。对于发生在正常管径且无明显内膜撕裂的主动脉中的IMH，如何选择内膜移植物的位置仍然是治疗的难点。国际指南建议IMH的治疗应与主动脉夹层在相应节段的治疗相同。因此，像处理主动脉夹层一样，支架–移植物的直径应选择超大号（小于5%～10%），以避免支架移植物引起的内膜损伤，并且支架的长度应尽量足够覆盖受累主动脉的长度，并额外覆盖2 cm的健康主动脉部分。

如果PAU伴有临床症状或有相关IMH的影像学证据，或者整体主动脉内径增大，则需要进一步的干预。由于年龄和合并症的原因，这些患者通常不适合接受传统的开放手术，TEVAR通常是首选治疗方法。虽然尚无直接随机试验比较TEVAR和开放修复术，但PAU可以视作囊状动脉瘤来处理，并建议近端和远端覆盖2 cm，使用超大直径支架（10%～20%）以确保充分封闭。

有症状的IAAD的表现可能较为模糊，80%的病例会突然出现剧烈的腹部或腰部疼痛。回顾IRAD数据可发现，腹痛、肠系膜缺血或梗死、肢体缺血和低血压在IAAD患者中显著更常见，而胸痛则更典型于B型夹层患者。IAAD患者中未见缺血性脊髓损伤或缺血性周围神经病变等神经症状。由于IAAD通常始于肾动脉水平以下，肾功能通常不受影响。据报道，高达33%的病例可能出现下肢缺血，且与AAA的同步存在高度相关。

尽管病例较少，文献中对于IAAD的管理仍存在争议。在出现症状或夹层、动脉瘤有进展的影像学表现时，适当的干预是必要的。具体治疗方案需根据患者的健康状况、解剖结构及进展情况选择，既可以选择血管内治疗，也可以选择开放手术。

在处理肾下AAA时，应评估患者的心肺功能和主动脉解剖，以决定最佳治疗策略。标准EVAR治疗的解剖条件适用于IAAD的血管内治疗，要求至少10 mm的长度、平行且健康的肾下动脉颈、合适的股血管和髂血管入口以便移植物输送。标准内植入物要求有至少2 cm的远端长度以确保良好封闭。如果近端撕裂位于肾动脉下10 mm以内，则可考虑更复杂的血管内治疗方案，尽管这种治疗方式的制作时间较长且可能存在耐用性问题。

由于大多数IAAD位于肾下，与胸主动脉夹层相比，传统的开放手术修复效果更佳，尤其对于年轻、健康的患者、伴有主动脉动脉瘤扩张的IAAD患者，或撕裂起源于肾动脉附近的患者，应考虑进行开放修复。开放式IAAD修复的技术类似于开放AAA修复。

几项小型病例系列和报告表明血管内治疗在IAAD中的可行性和良好预后。血管内治疗的目标是封闭裂口、改善血流灌注、促进假腔重建，并排除可能存在的共存动脉瘤。IAAD的解剖结构具有挑战性，因为真腔较小、累及内脏血管，并可能延伸至髂外动脉，后者可能需要额外支架植入。一项涵盖92例患者的荟萃分析表明，与开放手术相比，血管内治疗的死亡率（0）和并发症发生率（5%）明显较低，而开放手术的死亡率和并发症分别为2%和13%。血管内修复IAAD的技术与EVAR类似。

5．医疗管理和监测策略

为了预防并发症并监测治疗效果，所有诊断或治疗主动脉疾病的患者应接受系统的监测计划，并终生进行药物治疗以控制血压并调整危险因素。目前的指南建议，对于仅接受初步药物治疗的患者，应制定详细的后续监测方案。对于接受血管内修复的患者，应在术后早期（30天内）进行CTA检查，以评估修复效果，包括封闭区域及是否存在内渗漏。终生监测包括TEVAR后每年一次的CTA检查，以及IAAD血管内修复后的CTA或DUS检查。对于接受开放手术的患者，应继续药物治疗，但目前尚无证据建议在这类患者中进行影像学监测。见表2-4。

表2-4　穿透性主动脉溃疡、壁内血肿和孤立性腹主动脉夹层保守治疗的监测

项别	影像学	监测时间间隔	更密切的随访或潜在的干预迹象
IMH	CT或MRI	3个月，6个月，1年，如果随访3年后不变，延长复查间隔，如3年	IMH延伸，同时存在伴随PAU主动脉生长每年＞5mm，主动脉直径＞50mm
PAU	CT或MRI	3个月，6个月，如果随访3年后不变，延长复查间隔至3年	主动脉生长＞每年5mm，主动脉直径＞50mm
IAAD	DUS、CT或MRI	3个月，6个月，如果随访3年后不变，延长复查间隔至3年	主动脉生长＞每年5mm，主动脉直径＞50mm

注：IMH.壁内血肿；PAU.穿透性主动脉溃疡；IAAD.孤立性腹主动脉夹层。

引自：Clinical Practice Guidelines of the European Society for Vascular Surgery（ESVS）.Management of descending thoracic aorta disease.Eur J Vasc Endovasc Surg，2017，53：4-54.

第三章

周围静脉血管腔内治疗期评估及实施

一、下肢静脉功能不全

近年来，慢性静脉功能不全（chronic venous insufficiency，CVI）的患病率持续增长。CVI在男性和女性之间的分布较为均衡，高达8%的成年人出现营养性变化，而1%的成年人则患有静脉性溃疡。CVI的治疗会消耗大量的医疗资源，因此，制定一个标准化的最佳实践算法至关重要。这将有助于最大化护理效率、减少资源浪费并降低治疗成本。

- 如何对CVI进行CEAP分类
- C_3 ~ C_6期应该如何处理
- 反流或阻塞部位的判断
- 对反流和阻塞的处理
- 对髂静脉狭窄的处理
- 对顽固性溃疡的管理

（一）如何对CVI进行CEAP分类

在确定CVI的危险因素和治疗方案时，详尽的病史询问和体格检查至关重要。因此，应仔细调查患者的病史，了解其是否有动脉或VTE的既往病史，静脉疾病的介入治疗史，以及任何与高凝状态相关的病史。此外，家族史可能提示患者存在较高的高凝风险。

CVI常按CEAP分类进行描述，这一分类有助于进一步的评估和治疗决策。CEAP代表临床（clinical）、病因（etiology，分为先天性、原发性和继发性）、解剖学（anatomy，包括浅静脉、深静脉及交通支）和病理生理学（pathophysiology，包括反流和梗阻）。体格检查在为患者指定正确的CEAP临床分类中起着关键作用（见表3-1）。此外，静脉临床严重度评分等评分系统也可以用于评估患者症状的严重程度。该评分与症状的严重性相关，应在治疗前后进行评估，以帮助判断治疗效果。

体格检查还应评估静脉是否异常，如主干静脉曲张提示可能存在髂腔静脉阻塞。还应仔细评估患肢的具体特征，包括水肿的有无及其严重程度，是否有皮肤变化，如色素沉着、脂肪硬化，以及是否有溃疡。静脉性溃疡通常最早出现在小腿内踝部，但随着病情发展可能扩展。静脉性溃疡往往伴有色素沉着。考虑到10%～20%的静脉疾病患者可能同时存在动脉供血不足，检查下肢动脉系统也十分重要。如果未能确认足背动脉搏动强弱，应进行非侵入性血管检查以评估是否存在合并的动脉疾病。

表3-1　CEAP临床评分及相关体检结果

CEAP临床评分	体格检查结果
C_0	无可见或可触及的静脉曲张
C_1	可触及曲张静脉
C_{2A}	无症状静脉曲张
C_{2B}	症状性静脉曲张
C_3	静脉曲张所致肢体水肿
C_4	硬化脂皮症表现（色素沉着、湿疹、皮肤硬化）
C_5	已愈合的静脉性溃疡
C_6	活动静脉性溃疡

（二）C_3 ~ C_6期应该如何进行处理

C_3 ～ C_5阶段的治疗主要针对肢体水肿、皮肤色素沉着、脂肪硬化或治愈的静脉性溃疡，并按病情程度进行分级压迫疗法，通常使用定制的弹力袜，压力为20 ～ 30 mmHg。压迫疗法的基本原理是通过促进小腿肌肉泵的作用，在静脉血压升高的情况下，帮助静脉血液回流到心脏。因此，及膝的弹力袜通常足够，但对于膝后部或大腿有明显肿胀和静脉曲张的患者，穿及大腿的弹力袜可能会更舒适。单纯压迫疗法可以有效缓解症状并防止静脉疾病的进一步进展。

常用的压迫方式是分级压力弹力袜，患者可以每日穿戴，也可以根据需要脱下。另一种选择是使用非弹性加压包裹物或基于尼龙搭扣的加压系统，这些方法理论上可以为小腿肌泵提供更高的支持，尤其在行走时，但同时保持较低的静息压力，这可能使其在安全性上更具优势。对于有严重活动性水肿的患者，无法使用合适尺寸的弹力袜时，可使用单层或多层包扎系统。这些绷带能够帮助严重肿胀的快速消退，并为患者后期使用标准弹力袜进行长期治疗创造条件。对于那些通过持续穿戴弹力袜能够缓解症状的患者，每日使用弹力袜是一个合理的治疗方法。对于那些未能缓解症状或不愿每天使用弹力袜的患者，建议进一步评估并考虑潜在的干预。

无论病因如何，压迫疗法都是静脉功能不全患者的主要治疗方法。此外，压迫疗法还可有效缓解接受消融术或支架植入术的患者术后症状。

对于CVI最严重的临床分类——C_6阶段，患者通常伴有活动性静脉溃疡。与所有疑似CVI的患者一样，压迫疗法是溃疡治疗的核心组成部分，并已被血管外科学会/美国静脉论坛的静脉溃疡治疗指南推荐为1A级证据，能够显著提高静脉性溃疡的愈合率。除了压迫治疗外，活动性静脉溃疡患者还应接受积极的多学科评估，确定所有可能限制伤口愈合的潜在因素，包括静脉高压、细菌过度生长、炎症介质的上调及组织坏死。这一评估有助于制定个性化治疗方案，解决可修改的危险因素、血管（静脉及动脉）受累程度以及伤口管理问题。

伤口床的质量对任何伤口愈合的成功至关重要，因此建议进行清创、减少渗出并控制细菌定植。海藻酸盐敷料和泡沫敷料等可保持湿润环境，同时减少渗出。尽管压迫疗法对静脉性溃疡的愈合至关重要，但有研究显示，在压迫疗法基础上加入适当的静脉介入治疗可显著降低溃疡复发的风险。根据焦痂试验，静脉介入治疗可将溃疡复发率从第1年的28%降至12%。如果下肢伤口既不考虑静脉疾病也不考虑动脉疾病，则应考虑非典型病因，如恶性肿瘤、感染、血管炎等。对于这些疑难病例，穿孔活检可帮助鉴别诊断，但对典型的静脉性溃疡来说通常不必要。

（三）反流或阻塞部位的判断

对于压迫治疗无效的C_3～C_6阶段CVI患者，需要进行静脉评估，以明确腿部症状的病理生理学机制是否由静脉阻塞或静脉反流引起。推荐的检查方法是静脉超声波。该检查方法既便宜又无创，能够准确定位静脉反流或阻塞的解剖位置。DUS可以全面评估静脉阻塞情况，包括对从股总静脉至踝部的胫后静脉、腓静脉、大隐静脉和小隐静脉进行超声和彩色多普勒检查。通过压迫手法和血流模式分析，可以识别急性或慢性静脉阻塞的存在。静脉反流是静脉瓣膜关闭不全导致血液逆流，从而引起下肢静脉高压。需要注意的是，静脉反流可能在有或无静脉阻塞的情况下发生。

为了准确评估静脉反流，患者应站立，腿部外旋，并保持最小负重状态。DUS检查中，若逆流时间超过0.5秒，则提示存在临床意义的静脉反流。相同的标准也适用于评估连接深静脉系统与浅静脉系统的交通静脉的功能。如果在检查中未发现反流或梗阻，应进一步评估腿部肿胀的其他可能原因。

（四）对反流和阻塞的处理

在患有CVI的患者中常伴有深静脉和浅静脉瓣膜功能不全。对于这些患者，确定浅静脉系统对症状的具体贡献以及是否通过浅静脉消融能显著改善症状可能具有挑战性。测量股总静脉、股静脉和腘静脉的最大反流速度（通过DUS获取）可以为治疗决策提供重要的预测数据。如果深静脉的最大反流速度低于10 cm/s，则浅静脉消融通常能有效改善症状，且大多数患者能够获得临床缓解。然而，对于那些深静脉反流速度超过10 cm/s的患者，即使进行了浅静脉消融，症状仍有可能持续存在。尽管在短期内可能会有所改善，这些患者通常仍需要长期的压迫治疗以管理深静脉反流，并应告知其可能持续存在症状，尽管已成功进行了浅静脉消融。

对于DUS检查显示无深静脉功能不全且仅有浅静脉反流（无论是否涉及交通支）的C_3～C_6阶段CVI患者，若压迫治疗无效，通常需要考虑介入治疗以消融反流的浅静脉。常见的浅静脉反流介入治疗方法包括泡沫硬化剂注射、射频消融、静脉腔内激光消融和静脉结扎剥离。Vemulapalli等的一项系统综述对57项研究进行了分析，涉及超过10万例患者，比较了单纯压迫治疗与血管内治疗、血管内治疗与开放治疗及不同血管内治疗方式的疗效。由于这些研究的异质性和较高的偏倚风险，荟萃分析主要用于比较剥离术、射频消融和激光消融的效果。结果表明，这几种治疗方式在短期内的出血风险、长期症状评分及1～2年内反流复发率方面相似。因此，静脉内消融术被认为是一线治疗方法，因其创伤较小，初期疼痛较轻。尽管泡沫硬化治疗在长远历史上具有较高的再通率，这一领域仍在不断发展，新的硬化剂和药物机械技术（如氰基丙烯酸酯胶水）可能会带来更具可比性的治疗结果。

对于有浅静脉反流的患者，交通支静脉反流也可能存在。根据Mendes等的研究，浅静脉和交通支静脉均存在功能不全而深静脉系统正常的患者，在仅进行浅静脉消融后，血流动力学参数和临床症状评分显著改善。术后静脉DUS检查显示，71%的有功能不全的交通支静脉要么缺失，要么恢复正常。基于这一发现，许多静脉专科医师倾向于首先治疗浅静脉，而对于那些同时存在浅静脉和交通支功能不全的患者，通常只有在浅静脉治疗后症状持续存在或交通支功能不全仍显著时，才进行交通支治疗。然而，也有一些静脉专家建议在治疗浅静脉的同时，针对交通支功能不全进行治疗，以消除所有静脉高压的来源，特别是当交通支静脉较大时。

对于浅静脉功能不全消融后，若症状持续或复发，应重新进行静脉DUS检查，评估是否存在交通支静脉反流。如果交通支静脉的直径大于3mm，或DUS显示反向或双向血流持续时间超过0.5秒，则提示交通支功能不全。在这种情况下，交通支静脉的外科治疗方法与浅静脉类似，包括射频消融、静脉腔内激光消融术或泡沫硬化疗法。虽然也可进行外科结扎，但由于高风险的创面愈合并发症，特别是与交通支静脉功能不全区域皮肤状况不佳有关，该治疗方法已不常用。

（五）对髂静脉狭窄的处理

在DUS检查中发现近端静脉流出道梗阻的患者，应进一步进行成像检查以评估髂静脉。髂股静脉系统的阻塞可能由外部压迫（如梅–瑟纳综合征或盆腔肿块效应）引起，也可能由于血栓后改变而继发。股总静脉的共同征象可以提示髂静脉阻塞，但这一发现具有较高的特异性，而敏感性较低。即便股总静脉波形正常，若临床高度怀疑髂静脉流出道梗阻，可通过髂静脉DUS进一步评估，或选择进行CT或MRI静脉成像。这些成像方法能够提供关于髂静脉或下腔静脉阻塞的具体信息。如果上述检查结果为阳性，或者诊断仍不明确，建议使用静脉内超声（intravenous ultrasound，IVUS）进行进一步评估。IVUS被认为是治疗髂静脉阻塞的“金标准”，因为它能够准确地评估静脉受累的范围和严重程度。静脉造影通常在IVUS引导下进行，但对于静脉狭窄的诊断精度较低。

对于合并髂静脉狭窄的CVI患者，推荐植入髂静脉支架。支架植入可以恢复静脉腔的横截面积，改善静脉回流，并缓解患肢的静脉高压。单支或多支短节段狭窄的患者比长节段狭窄患者手术成功率更高，预后更好。虽然没有专门为静脉系统设计的支架，但通常使用大直径（12 ～ 24 mm）的血管支架。IVUS在选择支架植入的过程中发挥重要作用，可帮助准确确定需要支架植入的异常静脉部位。支架的直径应通过IVUS测量梗阻近端和远端正常静脉的横截面面积，选择合适的支架时，可以通过计算支架的横截面面积，并与正常静脉的面积进行匹配，从而确保支架的合适性和效果。

（六）对顽固性溃疡的管理

在使用保守治疗或血管内/外科治疗成功治疗CVI后，需要制定一个监测计划，以评估压迫治疗的持续时间。该决策应根据症状、临床表现和疾病进展进行判断，静脉临床严重程度评分有助于监测这些因素的变化。

如果浅静脉治疗成功，但静脉性溃疡仍然存在（经4 ～ 6周的局部伤口护理和压迫治疗未见改善），且无近端流出道梗阻或深静脉血栓形成，可能需要更先进行伤口愈合处理。此时，应进行活检以排查皮肤鳞状细胞癌，称为Marjolin溃疡。活检应在伤口底部和边缘多次进行，穿刺深度为3～6 mm。此外，对于有活动性溃疡、感染症状和体征的患者，应进行微生物培养，以指导适当的抗生素治疗。

在治疗静脉性溃疡时，评估和处理危险因素是非常重要的。溃疡的位置、大小和持续时间是愈合的最重要预测因素。使用多种生物敷料可以提高伤口的闭合率。根据美国静脉论坛和血管外科协会的相关临床实践指南，对于经过4～6周标准治疗仍未改善的静脉溃疡，除了加压治疗，还应考虑使用皮肤替换物（包括表皮和真皮）。自体皮瓣移植是促进伤口更快速闭合的另一种选择，但由于短期和长期效益还不确定，通常仅推荐用于面积＞25 cm^2的大伤口。

对于CVI治疗后症状没有好转的患者，应重新进行静脉DUS检查，以寻找症状持续或复发的原因。鉴别诊断包括漏诊的症状性交通支反流、静脉内热诱发血栓形成及其引起的深静脉血栓形成、血栓后综合征引起的深静脉反流、复发性近端流出道梗阻等。此外，消融术后大隐静脉再通（约12%的患者在1年后报告）可能是复发症状的原因。如果检测到残余反流或阻塞，应进一步评估并考虑潜在治疗。如果未发现其他病理学原因且未出现溃疡，建议采取腿部抬高、压迫疗法等对症管理。另外，根据Cochrane对17项研究的回顾，服用马蹄籽提取物胶囊可以减轻腿部疼痛、水肿和瘙痒症状。

二、深静脉血栓

急性深静脉血栓（deep vein thrombosis，DVT）患者通常表现为患肢的急性肿胀、疼痛和发红。PE则可能伴随呼吸急促、心动过速、缺氧，偶尔出现咯血。针对DVT/PE的初步实验室检查应包括全血细胞计数和D-二聚体水平的测定。如果患者表现出以肺部症状为主，则需要进一步进行胸部X线检查以排除其他病因，并评估血氧饱和度。必要时，可能还需要进行胸部平扫或增强CT扫描，以确诊PE并评估肺部的病变情况。

- DVT的诊断
- DVT的常规治疗策略
- DVT的治疗效果评估
- 抗凝禁忌患者的处理
- 肿瘤患者DVT的处理
- 抗凝并发症的处理

（一）DVT的诊断

对于疑似DVT的患者，计算Wells评分可以帮助诊断。Wells评分由多个因素的总和构成，每个因素赋予1分。累计得分≥2分提示DVT的可能性较高，得分＜2分则表明DVT的可能性较低。在双侧症状的患者中，应选取症状较重的一侧进行评分。

评分因素包括恶性肿瘤（患者在过去6个月内接受癌症治疗或目前正在接受姑息治疗）；瘫痪或最近的下肢石膏制动；卧床3天或更长时间；在过去12周内有局麻或全麻的大手术史；沿深静脉分布的局限性压痛；整只小腿肿胀；小腿肿胀至少比无症状侧大3 cm（测量到胫骨结节以下10 cm）；凹陷性水肿仅位于有症状的小腿；以及既往发作的深静脉血栓。与DVT相似的替代诊断可以减去2分。见表3-2。

表3-2　DVT的Wells评分

症状	得分
腿部创伤、手术或石膏固定	＋1
卧床超过3天或在最近4周内接受手术	＋1
股静脉或腘静脉沿线压痛（不仅是小腿压痛）	＋1
整条患肢肿胀	＋1
小腿周长大于3 cm（胫骨结节下10 cm）	＋1
凹陷性水肿	＋1
浅静脉侧支循环开放（非静脉曲张）	＋1
既往DVT病史	＋1
恶性肿瘤（包括之前6个月内的治疗）	＋1
静脉注射毒品	＋3
替代诊断比深静脉血栓更有可能	−2

注：DVT.深静脉血栓。

D-二聚体是纤溶酶降解纤维蛋白的产物，是临床上用于评估纤溶活动的标志物。低D-二聚体（＜0.5 mg/L）可以帮助排除低危患者的DVT。相反，高D-二聚体（＞0.5 mg/L）与DVT相关，尤其是当伴随有其他危险因素时，在约70%的病例中可见。因此，D-二聚体检测对DVT具有较高的敏感性，但特异性较低。虽然因子Ⅷ等生物标志物也曾被用于DVT诊断，但其作为急性期反应物的水平通常在炎症状态下升高，即使不存在DVT，这限制了其临床应用。

与DVT症状相似的其他疾病应纳入急性DVT的鉴别诊断。这些疾病包括蜂窝织炎、骨关节炎、淋巴水肿、慢性静脉功能不全、PAD、创伤、神经病变、血栓性浅静脉炎、肌肉撕裂、贝克囊肿、静脉曲张、May-Thurner综合征，以及其他引起肢体肿胀的疾病，如肾病综合征、肾小球肾炎或肝硬化。

对于任何疑似急性DVT的患者，建议进行IVUS检查。DUS具有较高的敏感性和特异性（均大于95%），且重复性好，是理想的诊断工具。急性DVT通常表现为静脉腔内回声肿块，且DUS探头无法压缩受累静脉。此外，急性DVT的静脉壁回声通常较弱，因为血栓处于急性状态，且静脉回流因缺乏增强而受阻，即急性期无随呼吸变化的回流。

（二）DVT的常规治疗策略

治疗应根据受影响的解剖位置进行调整。髂股静脉血栓、小腿静脉血栓及股腘静脉血栓的治疗方式有所不同，尽管抬腿和抗凝治疗通常是共同的治疗策略。

小腿（胫前、胫后、腓静脉）DVT患者通常表现为轻度肿胀或压痛。DUS检查有助于确定治疗的种类和时长。除了抗凝治疗，压迫疗法和腿部抬高对于这类患者也非常重要。

对于出现小腿DVT的患者，应评估是否存在导致血栓扩散到腘静脉的高风险因素，如恶性肿瘤、肥胖、口服避孕药、创伤、长期制动及DVT或PE病史。具有这些高危因素的患者应接受抗凝治疗。

对于高风险小腿DVT患者，推荐初期使用低分子量肝素抗凝，然后转用维生素K拮抗剂（vitamin K antagonist，VKA）或直接口服抗凝药（direct oral anticoagulants，DOAC）至少3个月，并根据病情重新评估是否继续抗凝治疗（1B级证据）。美国胸科医师学会建议，在存在VTE高危因素时（Ⅱb级证据），应对特发性小腿DVT进行3个月的抗凝治疗。对于无高危因素的患者，如果阿司匹林等保守治疗无法缓解症状或缩小血栓，也可以考虑抗凝治疗。

若患者小腿静脉血栓扩展风险较低，建议使用阿司匹林（每日81～160 mg）进行2周的抗血小板治疗，并进行DUS随访。

（三）DVT的治疗效果评估

如果小腿DVT在抗血小板治疗后DUS复查显示血栓已消退，则无需进一步治疗。如果仍有残留血栓，建议开始抗凝治疗以降低复发风险，但应根据出血风险权衡决定。

若DUS显示小腿DVT已完全消退，可停止抗血小板或抗凝治疗，并建议患者在出现新症状时重新开始治疗。同样，在完成3个月的抗凝治疗后，具有高危因素的DVT患者及低复发风险的患者可考虑停止抗凝治疗。

股–腘节段的DVT占多数，且具有较高的血栓扩展和PE发生风险。患者可能出现红肿、疼痛，若伴PE症状，则可能出现呼吸急促和缺氧。鉴别诊断包括蜂窝织炎、血栓性浅静脉炎和坏死性筋膜炎。DUS在此区域的血栓诊断准确性很高。风险因素评估对于确定治疗类型和持续时间至关重要。所有确诊患者应接受抗凝治疗，常用药物包括低分子量肝素或磺达肝素，随后转用VKA或DOAC（Ⅰ A级证据）。

（四）抗凝禁忌患者的处理

某些DVT患者禁止使用全身抗凝，常见禁忌证包括近期或活动性出血、严重的肾脏或肝脏疾病、严重的血小板减少症（如7×10^9/L）、近期手术（＜2周）及颅内出血病史（外伤性、外科手术或特发性）。

对于无法使用抗凝治疗的DVT患者，应考虑使用下腔静脉滤器（简称“IVC滤器”）进行PE预防。IVC滤器可以是永久性或可回收的，通常在透视或超声引导下置入。如果患者存在不可逆转的持续VTE风险，推荐使用永久性IVC滤器，因为其并发症较少。慢性血栓栓塞性肺动脉高压患者在接受肺PE手术后，建议植入永久性IVC滤器（ACCP 2C级证据）。然而，对于大多数不能抗凝的急性DVT患者，推荐使用可回收滤器，因为其可在VTE风险降低时取出，从而减少晚期并发症的风险。可回收滤器常用于PE风险低于5%的患者。适应证包括髂–股静脉中的自由漂浮血栓。

滤器放置通常通过透视引导，放至肾静脉以下位置，以减少堵塞肾静脉的风险，常通过股静脉或颈内静脉路径进行。术中需考虑成像方式、放置位置、进入路径及解剖变异。滤器置入的发病率和死亡率较低，并有效防止PE，尽管滤器可能与DVT进展、复发及下腔静脉血栓形成相关。常用的可回收滤器包括OPTEASE（建议3周内回收）、Gunther-T ULIP（建议2周内回收）、G2 Express和Celect滤器。尽管存在并发症，使用这些滤器对于抗凝禁忌证患者预防PE仍然是必要的。

AHA建议定期评估可回收IVC滤器的回收时机，确保在特定回收窗内取出滤器（IC级证据）。美国食品药品监督管理局于2014年发布安全警告，建议在临床适当时尽早移除IVC滤器，并建议手术医师与管床医师共同负责滤器的移除。在住院期间，若抗凝治疗存在出血风险，可能不拆除滤器。加强这些患者的监测和随访，以便及时取出滤器，减少如下腔静脉壁穿透、滤器断裂或移位及下腔静脉DVT等并发症的发生。

如果IVC滤器需要长期保留，在抗凝并发症（如活动性出血）得到解决后，应尽早开始抗凝治疗，以防止DVT扩展（Ⅰ B级证据）。与此同时，应定期评估滤器使用的必要性。滤器取出后，需根据DVT复发风险重新评估是否继续抗凝，并进行相应的管理。建议每6个月进行DUS监测，以评估DVT复发并调整抗凝治疗。

IVC滤器的拆卸通常采用折叠和收回的方法，通常通过右侧颈静脉进行。操作成功率为80%～90%，成功率通常与操作时间成反比。

（五）肿瘤患者深静脉血栓的处理

恶性肿瘤病史的患者发生DVT的风险较高。约20%的新诊断DVT与隐匿性恶性肿瘤相关。因此，所有原发性DVT患者应进行全面的恶性肿瘤筛查。恶性肿瘤导致高凝状态的机制复杂多样。约28%的恶性肿瘤患者在手术后并发DVT。虽然所有类型的恶性肿瘤均可增加DVT风险，但产生黏蛋白的肿瘤，如腺癌、小细胞肺癌、胃肠道肿瘤和卵巢癌，尤其与DVT发生密切相关。

对于患有DVT和恶性肿瘤的患者，建议积极抗凝治疗。低分子量肝素优于

VKA，因此在这种情况下不建议使用VKA。然而，近期的研究表明，DOAC特别是利伐沙班在癌症患者中的效果与低分子量肝素相似。如果癌症处于缓解期，患者可使用VKA或DOAC，直至DVT复发风险被评估为低（通常基于癌症的定期监测）。对于无法有效治疗的癌症患者，抗凝治疗将无限期持续。

对于非恶性DVT患者，标准治疗包括使用低分子量肝素或磺达肝素，并最终过渡到VKA或DOAC（Ⅰ A级证据）。DOAC目前被视为一线治疗，因其相比VKA或LMWH更具安全性，尤其在降低颅内出血的风险方面表现更好。对于由已知短期因素引起的易发DVT患者，建议进行为期3个月的抗凝治疗。而对于无明显诱因或存在持续刺激因素的患者，若出血风险较低，建议进行终生抗凝治疗。此外，可以通过基因检测和其他测试（如因子Ⅴ基因突变、抗磷脂抗体检测等）来进一步了解DVT的病因。尽管这些测试有助于患者做出知情决策，但它们对治疗方案的影响通常有限，尤其在常见遗传病的背景下。

（六）抗凝并发症的处理

大多数抗凝并发症以出血为主，包括胃肠道出血、颅内出血等，这些并发症可能致命。在一项涵盖12项随机对照试验的荟萃分析中，研究表明，DOAC能够显著降低总体大出血、致命性出血、颅内出血及临床相关出血的风险。与VKA相比，DOAC在主要消化道出血方面未见显著差异，这使得DOAC成为长期抗凝治疗的有力选择。当发生抗凝并发症时，必须根据患者的出血风险和潜在DVT病因调整治疗方案。

高出血风险的患者包括有缺血性脑卒中病史（存在出血转化风险）、颅内出血史或近期手术的患者。对于这些患者，可以考虑使用IVC滤器，以降低肺PE的风险。

对于无明显诱因的DVT或有持续危险因素的DVT患者，如果出血风险较低，建议终生抗凝治疗。对于有诱因的DVT患者，建议在抗凝治疗期间进行为期3个月的随访，并检查D-二聚体水平。如果D-二聚体水平为阳性（＞0.5 mg/dl）则应继续抗凝治疗；如果为阴性（＜0.5 mg/dl）则治疗可以根据其他因素（如患者偏好）决定是否停止。

对于出血风险中等的患者，建议终生服用小剂量阿司匹林或预防性服用DOAC（如每日2.5 mg利伐沙班）。这种治疗已被证明能降低DVT的发生率并取得一定的临床益处，尽管复发性VTE的减少并无统计学意义。因此，对于无诱因的DVT患者，阿司匹林或DOAC作为治疗或预防是有益的，尤其是在复发风险较低的情况下。对于具有较高复发风险的患者，全剂量DOAC的出血风险较高，需要权衡利弊。

对于无诱因的DVT、复发性VTE或持续高危患者，如果出血风险较低，建议延长抗凝治疗时间，因为此举可能带来更多益处。DOAC特别是利伐沙班的使用与VTE复发显著减少相关，且未显著增加出血事件的发生率。

三、肺栓塞

急性PE是心血管死亡的第三大原因，也是最常见的可预防住院死亡原因。PE的临床表现范围广泛，从完全无症状到急性猝死不等。约有25%的患者PE的初诊表现就是猝死。由于其临床症状不具特异性，保持高度怀疑并及时干预治疗至关重要。当患者出现呼吸困难、胸痛或晕厥，伴或不伴有咯血时，PE的可能性应当提高警惕。虽然呼吸困难和胸痛是PE最常见的症状，但晕厥的发生率较低，且低于1%。尽管如此，晕厥的出现可能表明患者的血流动力学储备已减少，提示病情较为严重。

PE的常见临床表现包括呼吸急促、心动过速、深静脉血栓症状、啰音和呼吸音减弱。少数情况下，患者可能出现类似肺炎的发热。低血压和休克是较为罕见的症状，仅约5%的患者会出现，但一旦发生，通常预示着病情非常严重。

- PE严重程度的判断
- PE患者如何进行风险分级
- PE患者如何处理
- PE患者如何设计溶栓治疗的方案
- PE患者的手术治疗策略的选择

（一）PE严重程度的判断

对于怀疑PE的患者，第一步是评估其血流动力学稳定性。如果收缩压低于90 mmHg并持续超过15分钟，或患者需要血压支持治疗，则应立即进行PE的紧急评估和治疗。对于血流动力学稳定的疑似PE患者，接下来需要进行详细的诊断评估，以确定PE的严重程度（表3-3）。

表3-3 简化的Wells评分

危险因素	评分
既往PE或DVT	1
心率≥100次/分	1
4周内有手术史或肢体制动史	1
咯血	1
恶性肿瘤	1
DVT临床表现	1
其余与PE相关可能性微乎其微的诊断	1

注：PE.肺栓塞；DVT.深静脉血栓。

Wells评分已被简化并验证，以提高对潜在PE患者的临床预测概率。对于Wells评分≥2分的患者，应进行影像学检查以排除PE。然而，关于此评分在妊娠期间的有效性数据仍然有限。

PE患者的常规实验室检查通常是非特异性的，可能会观察到炎症标志物的升高，包括白细胞计数、乳酸脱氢酶、红细胞沉降率和C-反应蛋白。血浆D-二聚体是纤维蛋白降解产物，通常在急性静脉血栓形成期间升高，因为凝血和纤溶途径同时被激活。D-二聚体是一项敏感的检测方法，具有较高的阴性预测值，对于低概率PE的患者非常有用。D-二聚体水平正常（＜500 μg/L）可以排除急性PE，避免了其他不必要的影像学检查。然而，D-二聚体的特异性较低，因为在恶性肿瘤、创伤、手术、炎症和出血等多种情况下，纤维蛋白会升高，而其升高水平不足以确诊PE。D-二聚体检测在老年人中的特异性进一步降低，从而增加了假阳性率。与标准未调整的500 μg/L阈值相比，经过年龄调整后的D-二聚体阈值（年龄×10 μg/L）提高了超过50岁患者排除PE的概率。

结合临床，肺部CTA是首选影像学检查，因为它能够清晰显示肺部血管的相应节段。根据PIOPED Ⅱ研究，肺部CTA的敏感性为83%，特异性为96%，具有很高的预测价值，尤其是与临床评估一致时。对于肺部CTA结果阴性但高度怀疑为PE的患者，可以考虑进行通气/血流（V/Q）扫描。如果D-二聚体水平升高（≥500 μg/L）且Wells评分较低的患者，也应考虑进行肺部CTA检查。对于血流动力学不稳定的患者，PE的诊断也应迅速进行。

对于D-二聚体正常且PE可能性低的患者，无需进一步评估或治疗PE。如果出现临床症状，应考虑其他可能的病因。

（二）PE患者如何进行风险分级

一旦确认为血流动力学稳定的患者，接下来应使用风险分级评分系统对PE的风险进行评估，最常用的风险评估工具为简化的肺栓塞严重程度指数（simplified pulmonary embolism severity index，sPESI）。

具有以下至少一项危险因素的患者被认为是中等风险的PE患者：年龄＞80岁、癌症、充血性心力衰竭、慢性阻塞性肺疾病、心率＞100次/分、收缩压

＜100 mmHg、血氧饱和度＜90%等。无这些危险因素的患者则被认为是低风险的PE。根据sPESI评分，低风险PE（sPESI＝0）的患者与PE相关的死亡率为1.0%，而sPESI≥1的患者与PE相关的死亡率可达11%。尽管目前sPESI评分中未包括，但已有研究发现，既往患有DVT的患者发生PE后的30天内死亡风险显著增加，这可能为中等风险PE患者提供了新的风险分层依据。

根据预期的30天死亡风险，PE风险被分为低、中和高3类。这一分类取决于多个因素。对于血压正常且sPESI＝0的低风险（或非大规模）PE患者，短期预后通常良好。在这些患者中，进一步的心肌标志物检测和影像学检查对预后预测的价值较低，因此不必要进行这些检查。低风险PE患者通常可以安全地提前出院，接受抗凝治疗，并进行门诊护理，其死亡风险通常低于1%。

血流动力学稳定且sPESI评分≥1认为是中危险组（或亚大规模）PE患者。应使用超声心动图或肺部CTA，结合心肌标志物检测，进一步评估右心室功能状态进行风险分层。研究显示，接受抗凝治疗的中危PE患者中仅有5.6%的患者发生死亡或血流动力学失代偿。

生物标志物升高，特别是肌钙蛋白，已被证明具有重要的预后价值。在血流动力学稳定的PE患者中，肌钙蛋白水平升高可使患者的死亡风险增加5倍。对于血压正常的PE患者，血清B型利尿钠肽（BNP）和N末端proBNP（NT-proBNP）水平可随右心室扩张而升高，并与死亡率增加相关。NT-proBNP的最佳预后界值为血浆浓度＞600 pg/ml。

尽管常规的诊断检查中不推荐使用超声心动图，但它对于预后预测具有重要价值。右心室功能障碍可使短期死亡率增加超过2倍。在超声心动图上，右心室功能不全定义为右心室与左心室舒张末期内径比＞1。在肺部CTA上，右心室扩大定义为右心室与左心室舒张末期内径比≥0.9，这与30天死亡风险的增加相关。基于这些因素，中危风险患者可进一步细分为：中高风险组（超声心动图显示右心室功能障碍且心肌标志物异常，如肌钙蛋白、BNP或NT-proBNP升高）和中低风险组（仅其中一个因素异常）。见表3-4。

表3-4 功能状态（METs）与早期死亡风险关系

早期死亡风险		风险因素			
		休克/低血压[b]	sPESI≥1[c]	右心室功能障碍	其他心脏实验室检查指标[a]
高		+	+	+	(+)
中	中高	-	+	两者都阳性	
	中低	-	+	最多一个阳性	
低		-	-	选择性评估；两者均阴性（若评估）	

注：a.心肌损伤的生物标志物（如心肌肌钙蛋白水平升高）或右心室功能障碍［如B型利尿钠肽（BNP）或N末端proBNP水平升高］；b.低血压或休克患者不需要进行sPESI风险分层或心脏实验室检查；c.sPESI＝0的患者即使在影像上有右心室功能障碍的迹象或生物标志物升高，也被认为是中低风险。

（三）PE患者如何处理

抗凝是治疗PE的主要方法，但在某些情况下如活动性出血或高出血风险，会出现禁忌证。在使用抗凝治疗时，必须始终评估其风险与益处，存在相对禁忌证的患者，如近期大手术、脑卒中或严重血小板减少症；或存在绝对禁忌证的患者，如颅内出血、严重活动性出血，或近期眼科或脊柱手术，推荐放置IVC滤器。

除非存在禁忌证，所有急性PE患者均应接受抗凝治疗，以防止早期死亡和复发。抗凝治疗应尽早开始，并且至少持续3个月。急性PE治疗的初期，应使用肠外抗凝药物（如普通肝素、低分子量肝素或磺达肝素），并联合使用VKA（华法林）进行治疗，至少5天，或者直到INR达到目标治疗范围（2.0～3.0）。虽然低分子量肝素或磺达肝素因其大出血或肝素诱导的血小板减少风险较低而更受青睐，但普通肝素仍适用于低血压的高危PE患者，以及具有肾功能不全（肌酐清除率＜30 ml/min）或严重肥胖（BMI＞40 kg/m²）的患者。

尽管华法林是重要的口服抗凝药，但由于药物–药物、药物–食物相互作用，以及需要常规监测INR的要求，故其使用具有挑战性。新型口服抗凝药物，如因子Ⅹa抑制剂（利伐沙班、阿皮沙班、依多沙班）和直接凝血酶抑制剂（达比加兰），不需要常规监测、剂量调整或与肝素联用。研究表明，这些新型药物在急性静脉血栓形成患者中，出血并发症的风险明显低于CKA。

中高风险PE患者应由多学科团队进行管理。2012年，马萨诸塞州总医院启动了首个PE响应团队，其成员包括来自心血管内科、血管和心脏外科、介入放射科、血液内科、急诊科和肺/危重症护理的专家，为中高风险PE患者提供及时评估与管理，确保提供最佳护理。风险较高的患者需要积极治疗，而风险较低或无需其他治疗的患者则可接受抗凝治疗。

对于血流动力学不稳定的疑似PE患者，应立即进行影像学检查以确诊PE。肺部CTA是首选的影像学检查，前提是其可迅速实施并且患者稳定。对于血流动力学不稳定的疑似PE患者，床旁超声心动图（transthoracic echocardiography，TTE）非常有帮助，特别是在低血压无法控制时，肺部CTA可能无法立即使用。当TTE未见明显的右心室功能失代偿时，几乎可以排除PE，接下来应检查其他可能导致休克的原因，如心脏压塞、瓣膜功能障碍或心功能不全。

除PE外，低血压和休克的其他可能原因包括张力性气胸、心脏压塞、心肌梗死导致的心源性休克、危及生命的心律失常、瓣膜功能不全、急性主动脉夹层和感染性休克等。在评估这些潜在病因时，应优先考虑生命支持措施。

血流动力学不稳定的PE患者，如果出现持续低血压、心源性休克或心搏骤停，则被视为高危（或大面积）PE，具有极高的短期死亡率。在心肺复苏期间，这类患者的死亡率超过60%。在实施经验性抗凝治疗的同时，应立即启动血流动力学和呼吸支持，最好是静脉注射普通肝素，并为全身溶栓做准备。

可移动的体外膜氧合（extracorporeal membrane oxygenation，ECMO）辅助系统在危急情况下具有重要价值，它可确保血液循环和氧合，直到诊断明确或采取其他干预措施。ECMO通常适用于任何可能发生逆转或治疗失败的心肺衰竭病例；其禁忌证主要包括基础功能差、姑息治疗和高龄。对于大面积PE和急性右心衰竭的患者，ECMO提供的血流动力学和呼吸支持，直到血栓溶解或采取其他治疗（如手术切除或抽吸术），可能是至关重要的。尽管ECMO作为最后手段用于不稳定的高危PE患者是合理的，但仍应根据个体情况决定，同时考虑并发症，以避免无效治疗。

（四）PE患者如何设计溶栓治疗的方案

出血的危险因素和溶栓治疗的禁忌证并未专门针对PE进行研究，而是从急性心肌梗死患者的经验和相关指南中推断而来。目前尚不清楚这些禁忌证在多大程度上适用于不稳定患者的导管溶栓治疗。然而，对于有重大禁忌证且需要积极治疗的患者，避免使用溶栓治疗是合理的，尤其当有其他治疗选择可用时（如血栓切除术或抽吸术）。

与抗凝治疗相比，全身溶栓能够迅速减少血栓负荷，降低肺动脉压，改善右心室功能、动脉氧合及血流动力学状态，从而快速恢复肺血流灌注。溶栓治疗的效果通常取决于患者的临床症状，但其带来的好处往往受到出血风险的制约。目前的指南明确推荐对血流动力学不稳定且无溶栓禁忌证的PE患者进行静脉溶栓治疗。最常用的方案是在2小时内静脉注射100 mg的阿替普酶（重组组织型纤溶酶原激活剂，recombinant human tissue-type plasminogen activator，rt-PA）；瑞替普酶和结缔组织纤溶酶等药物也具有类似疗效。溶栓治疗过程中，通常同时使用肝素。

尽管全身溶栓治疗已被推荐用于高危PE患者，但对于中危PE，溶栓治疗仍存在争议。一项评估中危PE患者接受纤溶治疗（如替奈普酶）的研究表明，与单独使用肝素相比，纤溶治疗可将死亡或血流动力学衰竭的发生风险降低56%。然而，这种收益往往伴随显著增加的大出血风险。对于中高危PE患者，如果出血风险较低，考虑使用全身溶栓治疗仍是合理的。

对出血风险的担忧促使了一些研究使用半剂量溶栓治疗。针对121例中度PE患者的研究发现，与单独使用肝素治疗相比，半剂量rt-PA治疗组的肺动脉高压显著降低，且两组均未发生出血事件。尽管这一策略看似有吸引力，但现有证据仍然初步。目前的治疗趋势倾向于在血流动力学失代偿阶段或全身溶栓禁忌证患者中，优先采用基于导管的技术或外科血栓切除术，具体选择取决于医院的医疗水平。全身溶栓成功后，应开始抗凝治疗；如果全身溶栓无效，可考虑导管溶栓治疗或外科血栓抽吸术。

考虑到全身溶栓的局限性和潜在并发症，治疗方向应逐渐转向小剂量rt-PA在导管溶栓中的应用。标准导管溶栓治疗通过多侧孔导管将rt-PA直接输送到肺动脉血栓部位。超声辅助溶栓（ultrasound-assisted thrombolysis，USAT）则在此基础上额外使用超声波来促进溶栓过程，目前已广泛应用，且有研究支持其有效性和安全性。尽管无前瞻性研究表明USAT优于标准导管技术，但目前有一项随机临床试验正在比较这两种技术的效果。对于具有rt-PA禁忌证的高出血风险患者，常常优先选择不使用溶栓药物的介入性手术，如血栓抽吸术。导管溶栓治疗成功后应继续进行抗凝治疗；如果导管溶栓治疗失败，患者可考虑机械取栓术。

ULTIMA试验是首个研究导管溶栓治疗治疗中危PE的试验，结果显示与单独使用抗凝治疗相比，USAT联合抗凝治疗右心室功能显著改善，且两组均未发生重大出血事件。然而，实际临床中，导管溶栓治疗并非无风险，仍可能发生出血事件，并且偶尔会出现操作过程中造成的心脏瓣膜损伤。最近的一项荟萃分析，基于20项研究（2009 － 2017年），总结了1168例接受导管溶栓治疗治疗的患者数据，发现中危PE患者合并大出血的发生率为1.4%，而高危PE患者为6.7%。

（五）PE患者的手术治疗策略的选择

对于出血风险较高的患者，血栓抽吸术是一个非常好的治疗选择。介入治疗的选择包括血栓粉碎或不使用溶栓药物的血栓抽吸，尽管其安全性和有效性仍存在争议。血栓粉碎最常用的设备是旋转猪尾导管，但由于该方法可能导致远端栓塞，可能需要进行辅助抽吸治疗，仅推荐用于高危PE患者。血栓抽吸术可以单独应用，也可作为导管溶栓治疗的辅助手段。常用的血栓抽吸技术是使用5F ～ 9F的端孔导管或10F ～ 14F的专用可定向抽吸导管。当前，像Flowtriever（Inari Medical）和Indigo System CAT 8吸入导管（Penumbra Inc.，Alameda，

CA）这样的新型大口径吸入系统正在进行研究评估，未来可应用于临床。

外科取栓术通常保留给那些有溶栓禁忌证或溶栓治疗失败的PE患者，或者不符合介入治疗条件的患者。手术方法通常通过胸骨正中切口，使用常温体外循环，打开主肺动脉，清除血栓，并检查右心腔是否有血栓，如果发现卵圆孔未闭，则进行修补。手术能够迅速减轻右心室后负荷，效果显著。过去20年中，随着技术的进步，手术效果有所改善，在具备专业操作的情况下，死亡率已从30%降至10%以下。

对于有抗凝禁忌证的急性PE患者或那些抗凝治疗不足但复发的PE患者，通常会使用IVC滤器。一项近期的随机试验评估了可回收IVC滤器加抗凝与单独使用抗凝在预防PE复发中的安全性和有效性。结果显示，在3个月时，滤器组的PE复发率为3.0%（6例患者，全部死亡），对照组为1.5%（3例患者，2例死亡）。在6个月时，结果相似。基于这些结果，该试验不能支持在上述适应证以外的情况下可自由使用IVC滤器，尤其是目前尚不确定IVC滤器在高危PE患者中的放置是否有益，因此一般不推荐在没有明确适应证的情况下使用IVC滤器。

第四章

血管损伤腔内治疗期评估及实施

一、血管外伤的评估及处置

创伤后患者常出现失血性休克。除了由于大血管损伤所致，其他因素也可能引起出血和休克，例如严重的实体器官损伤（如肝脏、肾脏或脾脏的Ⅳ级或Ⅴ级损伤）、骨盆骨结构损伤或肺实质损伤。对于严重创伤患者，采用算法化的管理方式能够在明确诊断和治疗之前，迅速采取抢救措施，尽管具体的出血来源尚未明确。

血管创伤的流行病学特点因研究人群的不同而有所差异。由于军事伤亡是在明确的时间内对特定人群进行观察，战时血管创伤的流行病学研究能够为我们提供较为准确和全面的数据。自第一次世界大战以来，美国军方的血管创伤发生率稳步上升，2010年美国国家创伤数据库的一项回顾性分析显示，所有创伤患者中，血管创伤的发生率为1.6%。四肢损伤在军人和平民中最为常见，但在平民患者中，躯干损伤在血管创伤中占的比例相对较高。

- 血管外伤的急救原则
- 血管创伤的手术处理
- 大出血的处理
- 血管损伤的迹象
- 血管损伤的影像学评估

（一）血管外伤的急救原则

高级创伤生命支持（advanced trauma life support，ATLS）是由美国外科医生学会创伤委员会开发并定期更新的指南，旨在为经常面临复杂和困难问题的受伤患者提供简明的评估与治疗算法。战术战斗伤员护理（tactical combat casualty care，TCCC）由美国军方特种作战医学界开发，适用于院前护理，为医务人员和急救人员提供立即创伤护理原则，处理类似的伤情。ATLS和TCCC共同构成了严重创伤患者初期治疗的框架。随着临床情况的变化，需不断回到这些算法进行调整和补充。

ATLS和TCCC均采用分步算法，强调在发现危及生命的病情时及时进行治疗。ATLS基于ABCDEs方法进行初步评估：气道（A），呼吸（B），循环（C），神经功能（D）和暴露/环境控制（E）。治疗顺序遵循此流程，首先处置危及生命的伤害。ATLS评估完成后，患者需进行全面的体格检查、简要病史采集、必要的放射学和实验室检查等第二次评估。TCCC使用单词“march”，即大出血（M），气道（A），呼吸（R），循环（C），以及体温（H）过低的评估和治疗。出血是战场上可预防的死亡方式，所以将大出血放在流程的起始位置。

ATLS和TCCC均强调如果患者处于心肺骤停或极度不稳定状态应立即采取积极的治疗措施。在无心肺骤停的患者中启动ATLS初步调查至关重要。对于心肺骤停的患者应评估复苏性开胸术或主动脉球囊阻断术（resuscitative endovascular balloon occlusion of the aorta，REBOA）的使用价值。

对于严重失血性休克患者，治疗策略应立即启动。若患者正在接受心肺复苏（cardiopulmonary resuscitation，CPR）且无生命迹象，损伤机制及CPR时间将影响是否继续治疗。如果CPR在钝性损伤后超过10 min或穿透伤后超过15 min，存活机会几乎为零，建议停止CPR。

对于生命体征已恢复的患者，若处于严重难治性休克，复苏性开胸术或REBOA可能成为挽救生命的关键。膈肌以上的损伤，复苏性开胸术可通过类似主动脉交叉夹闭的手术方式处理胸部损伤。胸部的评估可通过胸部X线、超声或双侧胸管插入，明确出血源是在胸部还是腹部/骨盆。对于膈肌以下的严重失血性休克患者，REBOA可作为治疗选项。尽管REBOA对生存率的改善有一定的证据支持，但其使用仍需谨慎，特别是在操作不当时可能引发肠系膜缺血、截瘫或主动脉及股动脉损伤。因此，在选择REBOA或复苏性开胸术之前，必须先确定出血的解剖位置。超声、胸部X线和骨盆X线等扩展聚焦评估方法能快速评估胸腹部或骨盆是否存在危及生命的出血。

（二）血管创伤的手术处理

主动脉交叉夹闭的复苏性开胸术在20世纪60年代和70年代逐渐得到认可和普及。随着20世纪90年代及21世纪初腔内技术的革命，以及球囊封堵术在治疗破裂型AAA患者休克中的广泛应用，创伤治疗领域对REBOA的兴趣重新升温。早期应用REBOA技术治疗创伤，与采用导丝、长鞘和大球囊进行主动脉封堵治疗破裂性腹主动脉瘤的技术操作类似。最新一代专为紧急情况下设计的REBOA球囊导管设备不再需要导丝（即无“穿过导丝”的步骤），可以通过短的7F鞘插入，且能够在有或无透视引导下使用。REBOA的实施通常包括6个步骤，具体如下，每个步骤均有其适应证和潜在并发症。

（1）建立动脉通路。

（2）球囊定位。

（3）球囊充气。

（4）出血的手术控制。

（5）球囊放气。

（6）撤血管鞘。

为了在合适的位置上放置主动脉球囊，降主动脉的3个区域划分为：

1区：从左侧SCA延伸至腹腔动脉。

2区：从腹腔主动脉延伸至肾动脉最低点。

3区：从肾主动脉最低处延伸至主动脉分叉处。

1区球囊充气适用于引起严重休克的腹腔内出血。3区充气适用于盆腔出血或腹股沟交界出血。2区不应充气，以免损伤内脏/肾动脉分支。

REBOA对颈部损伤是禁忌，因为它无法有效解决该部位的出血问题。尽管动物模型表明REBOA在创伤性脑损伤中的应用可能是安全的，但有病例报道指出，在短期REBOA治疗后，颅内出血量可能增加。尽管如此，未来的研究可能会进一步扩展REBOA的安全适应证。

最近的一项综述评估了REBOA在多种临床情境中的应用，如创伤、产后出血、rAAA、胃肠道出血和盆腔手术。尽管所有患者的死亡率大约为50%，REBOA

在临床中仍显示出一定的经验性价值，能够迅速提高球囊上方的收缩压，并减缓球囊下方的出血。然而，迄今为止的回顾性研究并未显示REBOA对死亡率有显著改善作用。REBOA的应用仍是一个快速发展的领域，目前正在进行两项前瞻性多中心试验，一项在美国，另一项是多国联合试验，旨在提供关于REBOA在创伤和休克中的应用及有效性的更多数据。

开胸复苏术是一项死亡率较高的抢救手术，专门用于最严重的创伤患者。近年来，随着对其风险和相对无效性的认识加深，开胸复苏术的使用有所减少。近期的研究集中于识别哪些患者最可能从开胸复苏术中受益，并将其重点应用于这些患者。东方创伤外科协会（Eastern Association for the Surgery of Trauma，EAST）发布了相关指南，基于创伤机制（穿透性或钝性创伤）、是否存在生命迹象（如瞳孔反应、自发通气、颈动脉脉搏、可测血压、四肢运动或心脏电活动）及胸腔内外损伤的情况，将患者划分为6类。在这些类别中，只有存在生命迹象且胸部有穿透性损伤的患者，才强烈建议进行开胸复苏术。对于无生命迹象且为钝性创伤机制的患者，则有条件地建议不进行开胸复苏术。其他组患者则建议在一定条件下考虑进行开胸复苏术。

开胸复苏术的目的是控制胸腔出血、解除心脏压塞、心脏内按摩和主动脉闭塞以控制膈下出血。复苏性开胸手术有6个基本步骤。

（1）左前外侧开胸第4或第5肋骨间隙切口（如果需要进入右胸修复损伤，可扩大为蛤壳切口）。

（2）打开心包。

（3）心脏损伤的控制。

（4）暂时控制肺部出血。

（5）主动脉交叉夹闭。

（6）心脏内按摩。

在处理心脏损伤、寻找胸内出血来源和主动脉交叉夹闭后，应重新评估患者。如果生命体征未恢复，应停止复苏。

如果患者对开胸复苏或REBOA有反应，必须迅速重新进行ATLS评估的主要检查/次要检查，以便所有损伤均能得到快速诊断和治疗。如果不能恢复生命体征，应宣布患者死亡。

（三）大出血的处理

出血是创伤患者死亡的主要原因，仅次于重型颅脑损伤，而大血管损伤则是导致大出血的主要原因之一。哈特福德共识会议的重点是解决出血控制问题，特别是在院前处理阶段。美国制定的TCCC指南提出了“march”缩略词，用于在立即威胁生命的情况得到控制后对伤员进行初步护理。“M”表示首先评估和处理大出血。虽然这些指南主要应用于院前治疗，但急诊室创伤大出血紧急处理的要求同样重要。在最近的更新中，ATLS强调在初步调查的ABCDES阶段（如果不是更早的阶段）进行循环评估和出血控制。生命体征监测、体格检查、扩展创伤聚焦评估（extended focused assessment with sonography in trauma，EFAST）、胸部X线和诊断性腹腔灌洗是诊断大出血的主要辅助手段。同时，控制出血并启动损伤控制复苏对于严重创伤患者的生存至关重要。大出血需要在手术室内尽早明确处理，具体处理方法取决于出血的部位。

如果出血来源于四肢（通常是由于大动脉的损伤），止血带可提供快速、有效且安全的出血控制。在战斗环境中，早期使用止血带控制四肢出血可在休克发生前提高存活率，且不受缺血造成的四肢损伤影响。在平民患者中，使用止血带能将死亡率降低约6倍。最有效的止血带设计通常包括一个卷扬装置，能够充分收紧以压迫动脉和四肢。在波士顿马拉松爆炸案后，27例患者接受了简易止血带治疗。然而，许多患者仅使用了静脉止血带，未能有效控制出血，这强调了适当应用止血带的重要性。立即使用市售的卷扬式止血带，如战斗应用止血带，可以暂时控制出血，并允许对伤员进行全面评估。止血带可以在四肢上持续使用长达2小时，其间可以处理其他危及生命的损伤。然而，四肢损伤的手术探查和处理应尽早进行。

与可压缩性四肢出血不同，腹股沟、腋窝或躯干的主要血管损伤通常不能通过传统止血带或手动压迫来控制。对于腹股沟、骨盆和腹部损伤，REBOA已被证明是一种有效的出血控制方法。腹股沟或腋窝的出血可能是可控的，但传统止血带常常无效。腹股沟、腋窝等解剖区域的主要血管损伤通常被称为交界处血管损伤（即躯干与四肢的交界处）。针对这些损伤，已经设计了几种装置来压迫交界性血管，包括战斗准备夹、SAM交界性止血带和交界性紧急治疗工具。但REBOA和交界性止血带通常是临时措施，患者的血管损伤应在手术室中尽快处理。

（四）血管损伤的迹象

在无明显大出血的情况下，如果怀疑存在血管损伤，血管损伤的“硬性体征”应在初级ATLS调查时进行评估，并在二级调查中继续监测。“硬性体征”包括大量或搏动性出血、无脉搏或连续波多普勒信号、杂音、震颤及扩大的血肿。这些体征通常提示主要血管损伤，进一步的诊断检查通常不再需要。此时，患者应立即送至手术室进行探查，必要时可通过数字减影血管造影进一步评估损伤的细节，并考虑进行血管内治疗。需要注意的是，严重休克患者，尤其是年轻患者，可能存在明显的外周血管收缩，因此在复苏和升温开始后，应重新评估无脉搏的情况，通常可使用手持多普勒。确认血管损伤后，损伤的处理应根据其所在的解剖区域来决定。

尽管无明显或“硬性体征”，血管损伤仍可能存在。血管损伤的“软性体征”通常较为微妙，包括大量失血史、穿透伤或靠近主要血管结构的移位骨折、非扩张性血肿及靠近主要血管的周围神经损伤等证据。出现这些“软性体征”时，应使用更高级的血管影像学检查进行全面评估。许多血管损伤是隐匿性的，且对诊断构成挑战。例如，在伊拉克和阿富汗，数十例穿透性碎片造成的二次冲击伤导致大量血管损伤，这些损伤在体检时未能被发现，只有通过DSA才得以确认。

损伤肢体指数（injured extremity index，IEI）是检测隐匿性血管损伤的一项有用体格检查指标，即使无“软性体征”也适用。IEI是指损伤肢体与未损伤肢体收缩压的比值。若IEI＞0.9则可以排除肢体的主要血管损伤，从而减少不必要的动脉造影，节省资源和时间。然而，在低血压或低体温情况下解读IEI时应谨慎。复苏后应再次评估，并根据需要进行进一步观察，若血管损伤仍存疑，则应在12～24小时内密切监测。

某些类型的钝性创伤与血管损伤相关，即使无“硬性”或“软性体征”也可能发生。钝性胸主动脉损伤（blunt thoracic aortic injury，BTAI）、伴膝关节脱位的腘动脉损伤及钝性脑血管损伤（blunt traumatic cerebrovascular injury，BCVI）是一些常见的、难以在无高级影像学支持下诊断的损伤。BTAI通常由高能量撞击、钝性创伤或快速减速机制引起，常见于飞机失事、高速机动车辆事故或高空坠落等情况下。在此类损伤中，胸部X线检查应作为主要检查的补充，纵隔增宽、胸骨骨折、主动脉弓丢失、肩胛骨骨折、上肋骨骨折及左心尖胸膜帽等异常应引起对BTAI的警觉。膝脱位、胫骨平台骨折和股骨远端骨折均可能伴随腘动脉损伤，且钝性创伤引起的腘动脉损伤比穿透性损伤更容易导致功能不良和截肢率增高，因此对这类患者应及早进行高级影像学检查以排除动脉损伤。

尽管颈部有安全带痕迹等物理证据时，BCVI的额外检查是显而易见的，但许多BCVI病例即便无聚焦的高级影像学检查也难以诊断。漏诊BCVI的后果可能是灾难性的，且在后遗症发生前，及时治疗BCVI可以显著改善预后。确定哪些患者需要接受BCVI筛查应基于识别高风险损伤模式。在EAST的临床指南中，描述了7项标准，患者符合其中任何一项均应考虑行进一步影像学评估：①无其他损伤解释的神经异常；②钝性损伤后出现可疑的动脉来源鼻出血；③格拉斯哥昏迷评分（GCS）＜8分；④枕骨骨折；⑤弥漫性轴索损伤；⑥C1～C3颈椎骨折或涉及横孔；⑦颈椎骨折伴半脱位或旋转机制。马里兰大学的外科医师在全身CT检查中发现大量钝性创伤患者存在BCVI，主张对这类患者进行更广泛的筛查，这些患者往往不会仅根据EAST指南接受影像学检查。临床医生应认识到，某些血管损伤仅在识别一系列损伤后才会显现。

（五）血管损伤的影像学评估

对于具有软性体征、异常IEI或与血管损伤相关的机制的患者，进行影像学检查以评估血管损伤是必要的。DSA长期以来被认为是血管成像的“金标准”，能够提供精确的解剖信息，如血流的方向和流速。此外，DSA能够通过X线平片、便携式C型臂或混合手术室轻松进行，这使得一个外科团队可以同时处理危及生命的损伤，而另一个团队完成对患者的诊断评估。

然而，DSA也有其局限性，主要包括需要注射造影剂，这可能导致肾损伤或过敏反应的风险；同时，造影剂的注入也可能引发并发症，且费用较高。随着血管内技术的进步，DSA现在也为迅速发现损伤并实施治疗提供了机会。尽管如此，随着多层螺旋CT的应用增加，CTA已逐渐成为动脉损伤术前评估的首选方式。CTA已被证明与DSA在准确性上相当，尤其在存在金属碎片的情况下，CTA仍能够提供清晰的影像。CTA还能够同时成像多个解剖区域，快速、无创地提供诊断信息，尤其是关于骨骼、肺部、实体器官和软组织的详细数据。对于在手术室内不需要立即处理的患者，CTA已逐步取代DSA，成为首选的一线影像学检查方式，尽管不同医疗机构和不同治疗团队的使用模式可能有所不同。

虽然MRA和DUS已被证明在血管成像中具有较高的准确性，但它们也存在明显的局限性。MRA的检查过程较为耗时，且在存在金属碎片时禁忌使用，这限制了其在创伤中的应用。而DUS的准确性高度依赖操笔者的技术水平，并且无法同时对多个解剖区域进行成像，尤其无法成像胸腔内的血管结构。尽管如此，这些技术仍然可以在某些情况下提供有价值的信息。

一旦发现血管损伤，后续的处理应依据损伤发生的具体解剖区域来决定。如果未发现血管损伤，则应按照ATLS/TCCC协议处理其他损伤，并持续监测患者，尤其是注意是否有最初未被发现的潜在隐匿性血管损伤。

二、血液透析通路的评估及处置

对于处于Ⅳ期慢性肾脏病和终末期肾病的患者，应该进行关于肾脏替代治疗和血管通路选择的宣教。血液透析的患者应在需要开始血液透析前的6个月转诊至血管外科，以便有足够的时间评估和准备动静脉内瘘（arteriovenous fistula，AVF）或人工血管移植物（arteriovenous graft，AVG）。如果患者适合选择AVF，应尽早转诊以确保有足够时间让内瘘成熟。如果初始AVF失败，可以考虑创建第2个AVF或AVG，以确保患者能够按时开始血液透析。对于更适合使用AVG的患者，应在血液透析开始前尽早建立AVG。与动静脉内瘘相比，人工血管移植物的感染风险较高，且通畅率通常较低。

- 根据患者情况判断是否可以建立AVF/AVG
- 建立通路的部位选择
- 如何确保足够的通路流量
- 哪一类患者更适合AVG
- 其他部位通路的选择
- 感染风险高的患者可以考虑生物移植物

（一）根据患者情况判断是否可以建立AVF/AVG

预期寿命小于12个月的患者可能不适合选择AVF或AVG，因为这些血管通路的预期收益可能无法超过其风险。此外，预期寿命较短的患者可以通过带套管的隧道式透析导管（tunneled dialysis catheter，TDC）进行透析，而不会面临TDC的长期并发症风险。慢性低血压或心输出量不足的患者也不适合选择AVF/AVG，因为在血液透析过程中，血压下降时可能增加血栓形成的风险。永久血管通路和TDC的选择应与患者共同决定，考虑因素包括患者的解剖结构、合并症、功能状态及个人偏好。总体而言，TDC是少数血液透析患者（＜10%）的最佳长期血管通路选择。

TDC应在超声和透视引导下置入。考虑到颈内静脉可直接进入上腔静脉(superior vena cava，SVC)，右侧颈内静脉通常是首选插入位置。插管的潜在并发症包括气胸、血胸、心脏穿孔、心律失常、胸导管撕裂、钢丝栓塞及神经损伤。导管闭塞是TDC最常见的长期并发症之一，影响30%～40%的患者，其发生率为0.50～3.42次/1 000个导管日。闭塞通常由纤维蛋白鞘的形成引起，治疗方法包括输注纤维蛋白溶解剂或机械去除。导管相关感染也是一种常见的长期并发症，分为3种类型：出口部位感染、隧道感染和菌血症。出口部位感染通常可以通过局部和全身性抗生素治疗，通常无需去除TDC。隧道感染和菌血症则需要拔除导管并延迟更换。为充分控制感染，患者应尽可能延长“导管假期”。如有必要，可以使用临时的不带套管的导管进行单次透析，之后移除。

（二）建立通路的部位选择

如果非优势手臂具有足够的解剖条件，包括较大的流出静脉、极少或没有先前的血管通路操作、开放的中央静脉及正常的动脉流入，则非优势手臂是AVF/AVG放置的最佳选择。在非优势手臂建立通路可以确保患者在血液透析过程中使用优势手臂。此外，在发生罕见的禁用血管通路并发症时，优势手臂可以得以保护。然而，如果非优势手臂缺乏上述合适的解剖结构，则应选择优势手臂进行放置。

在创建AVF/AVG之前，应对所有患者进行全面的体格检查，包括检查所有上肢动脉脉搏并测量双臂血压。因此，建议通过上肢动脉DUS评估肘前窝肱动脉及腕部桡动脉和尺动脉的血流波形，以确认正常的动脉流入。作为AVF/AVG流入动脉的理想波形应为三相波形，并且双臂的血压应相等。DUS检查时，动脉的钙化程度应不超过中度。肱动脉的最小直径应为3mm，桡动脉和尺动脉的最小直径应为2mm。

（三）如何确保足够的通路流量

如果患者的非优势手臂缺乏足够的动脉流入或静脉流出，则应在考虑对非优势手臂进行流入或流出处理之前，评估对侧手臂是否适合形成AVF/AVG。

如果在静息时双臂均缺乏足够的动脉血流，则应优先考虑在非优势手臂建立流入通路。通过体格检查和DUS进行初步评估，定位动脉狭窄，必要时可以进行CTA或DSA进一步检查。通常情况下，可以通过血管内血运重建来改善至少一侧手臂的动脉流入。

详尽的病史记录应包括患者当前或过去可能使用的所有中心静脉装置的详细清单，包括外周插入的中心静脉导管、起搏器、临时中心静脉导管、TDC和输液港。上肢和胸壁的体格检查可能会发现扩张的侧支静脉或手臂肿胀，这提示可能存在中心静脉狭窄或阻塞。如果怀疑静脉流出道受损，应考虑进行CT静脉造影或基于导管的静脉造影。理想情况下，在计划进行AVF/AVG的手臂上，不应发现中心静脉狭窄的证据或迹象。

如果基线时两侧手臂均缺乏足够的静脉流出，应尽可能处理最佳手臂的静脉流出，以建立通路。中心静脉狭窄的首选治疗方法通常是血管内球囊静脉成形术。若出现明显的回弹，可能需要支架治疗。然而，裸金属支架改善静脉流出的通畅性较差，其初次通畅率为30% ～ 40%。特别是在胸廓出口区域，裸金属支架容易断裂，导致血管闭塞并使再通变得困难。有证据表明覆膜支架可能具有更好的通畅性。对于无其他入路选择且同侧有中央闭塞的患者，若可能，可考虑开放手术治疗，如颈静脉闭合或闭塞旁路搭桥。

对于肘前窝和上臂的DUS检查，若发现肱静脉或浅静脉未见管壁增厚或血栓形成，且直径≥3 mm，通常是前臂AVG静脉流出道的潜在适合候选者。然而，因反复抽血和静脉置管，许多血液透析患者的浅静脉质量较差。因此，如果唯一可用的静脉直径＜3 mm且DUS外观正常，可以考虑创建AVF。关于静脉直径的确切标准尚无统一定义，文献中报道的成功AVF静脉直径差异较大，最小可低至2 mm。DUS对静脉直径的测量受血流状态、室温和止血带使用等因素的影响。因此，血管外科医师应熟悉血管实验室的技术，并在手术前使用DUS对静脉进行复查。

上臂腋静脉直径≥3 mm且无硬化、通畅的血管，通常适合作为上臂AVG静脉流出道的目标。

臂–腋窝AVG可以通过肘前窝的肱动脉连接到腋静脉，形成平缓的弧线，也可以通过近端肱动脉到腋静脉，形成环状连接。上臂AVG的中位二次通畅时间约为20个月。AVG失败的最常见原因是静脉流出道吻合处内膜增生引起的狭窄。使用自扩张镍钛诺支架增强的混合ePTFE移植物，可以优化从移植物到静脉的过渡，减少流出端狭窄的发生率，但目前缺乏充分证据支持这一理论。

前臂环状AVG通常使用肘前臂动脉作为流入动脉，肘前臂静脉及头侧或贵要静脉作为流出道。在12个月时，前臂环状AVG的二次通畅率约为80%。

（四）哪一类患者更适合AVG

越来越多的证据表明，在所有终末期肾病患者亚组中，与AVG相比，AVF的通畅性和功能可能并不好，尤其是老年患者可能更适合选择AVG而非AVF。与年龄＜65岁的患者相比，年龄＞65岁的患者在AVF的首次通畅、首次支持及二次通畅和成熟方面表现较差。因此，老年患者可能无法充分受益于AVF，特别是当他们的预期寿命较短时。一些研究者认为，AVG在前18个月的通畅性和功能与AVF相当。因此，如果患者的预期寿命不超过18个月，则AVF的潜在益处可能不如AVG显著。

对于无法成功治疗但可通过血管内技术跨越的中心静脉狭窄或闭塞的患者，血液透析可靠流出道（hemodialysis reliable outflow，HeRO）是一种可选择的上肢通路。HeRO是一种复合型装置，结合了假体移植物和完全皮下导管。移植物与患者上肢的动脉流入吻合，皮下隧道连接到肩部区域的导管部分，导管部分延伸至颈静脉或锁骨下静脉，最终终止于右心房。尽管其1年的主要通畅率仅为22%，但次要通畅率可达到60%。为了维持HeRO的通畅，平均每年需要1.5～3.0次干预，设备相关菌血症的发生率为0.13～0.70次/1 000天，即大约每2.7年发生少于1次设备相关的菌血症。一项针对36个HeRO移植物的研究表明，研究期间有7个移植物因感染需要切除。对于希望保留下肢通路以备后续使用或者无其他下肢通路选择的患者，HeRO可能是首选方案。在其他情况下，下肢通路通常为首选。

（五）其他部位通路的选择

如果无法建立上肢通路，可以考虑采用大腿血管通路。在评估患者的下肢血管通路时，必须筛查PAD。对于患有严重PAD的患者，建立大腿血管通路可能会导致窃血，并可能引发肢体缺血、坏疽甚至截肢。因此，患有严重PAD的患者不应在没有同时进行血流重建的情况下接受大腿血管通路。

大腿AVG通常由ePTFE、冷冻保存的股静脉或牛颈动脉构成，可以采用环形或直线放置方式。最常见的环形AVG中，动脉流入通常来自股总动脉、股深动脉或股浅动脉，而流出则通过股总静脉、股静脉或大隐静脉。在大腿AVF的构建中，首选转位股－腘静脉。股腘静脉从膝关节部位经过并移动到股深静脉和股静脉的汇合处。通过浅表隧道将其转位，并逐渐变细以避免缺血性窃血，再与内收肌裂孔近端的股浅动脉吻合。股静脉转位AVF是一项技术要求高的手术，涉及复杂的解剖结构，通常仅适用于高风险患者。相比之下，使用大隐静脉构建的大腿AVF技术要求较低，但结果往往不理想，因为大隐静脉随着时间推移可能无法充分扩张。为解决这一问题，部分研究者建议采用半面板技术处理大隐静脉，以增大其管径。

大腿AVG的感染率通常高于上肢AVG。在一项针对125例大腿AVG的研究中，41%的患者发生感染，并且在平均20个月的随访期间需要干预。股静脉AVF的主要并发症发生率为18%；然而，在一项大型系列研究中，股静脉AVF的成熟率和通畅率较高，分别为82%和56%的9年二次通畅率。一项荟萃分析显示，约18%的大腿AVG 被弃用，而其感染率显著高于感染率不足2%的自体动静脉内瘘。大腿AVG相比瘘管，其缺血性并发症的发生率较低（21% vs 7%）。在大腿AVG与长期透析导管的比较中，尽管大腿AVG的感染率较高（1年为21%），但其无感染生存率明显更高。

胸壁AVG的使用需要正常的腋动脉流入和腋静脉流出。移植物可以以环状方式连接同侧腋动脉和腋静脉，或采用“项链”方式将腋动脉与对侧腋静脉连接。两种连接方式在12个月时的二次通畅率大约为80%。同样，也有描述建立上臂的同侧腋动脉至腋静脉环形通路，其通畅结果与上述方式相似。对于同侧腋动脉至腋静脉的形态，若未来需要进行静脉吻合成形术，则移植物的方向应便于进入静脉流出。具体来说，在右胸部，移植物应顺时针放置；在左胸部，则应逆时针放置。

（六）感染风险高的患者是否可以考虑生物移植

继发于药物和/或合并症的免疫功能低下的患者、患有慢性感染的患者或曾有过血管通路感染的患者，发生AVG感染的风险更高。据报道，上肢AVG的感染率为3.5%～19.7%。在一项涵盖1 023例上肢AVG的研究中，感染率为9%，感染的中位时间为168天。如果出现此类情况，应考虑使用生物移植物而非假体导管。

用于血管通路的生物移植物包括牛颈动脉、牛输尿管、牛肠系膜静脉、冷冻保存的人静脉和冷冻保存的人动脉。在这些移植物中，牛颈动脉最为常用。在牛颈动脉与ePTFE AVG的随机试验中，牛颈动脉的原发性通畅率更高（12个月时分别为60.5%和10.1%，$P=0.0062$），初级支持通畅率也较高（12个月时分别为60.5%和20.8%，$P=0.012$），维持通畅所需的干预较少（1.3/患者年 vs 2.5/患者年，$P=0.014$）。相同试验还表明，上臂ePTFE AVG的患者每年发生0.3次感染，而牛颈动脉AVG的感染发生率为0次（$P=0.008$）。冷冻保存的股静脉、大隐静脉和股动脉也被用于创建AVG。冷冻保存的静脉相比冷冻保存的动脉具有更高的通畅率，5年的二次通畅率分别为58%和42%。

用于AVG构建的假体移植物种类繁多，但无一种被证明具有更好的通畅性或更低的并发症发生率。最常用的假体移植物是ePTFE移植物，其他材料还包括肝素粘合的ePTFE和多层早期进入移植物。ePTFE移植物有传统的单直径管型和锥形版本，锥形版本的直径通常为4～7 mm或6～8 mm。与传统移植物相比，锥形移植物的随机比较未显示通路相关的手部缺血或通畅性差异。肝素结合的ePTFE移植物相比传统ePTFE移植物未能显示出通畅性的显著改善。

不适合早期使用的移植物通常需要在AVG创建后2～3周的组织长入，才能在不发生渗漏的情况下进行血液透析。然而，早期插管移植物可以在AVG创建后的24小时内使用。在美国，有4种商业上可用的早期获取移植物，其中一种是三层ePTFE移植物，外层具有较大孔隙以促进组织向内生长，中间层可以增强耐用性，而内层的较小孔隙有助于降低渗透性。其他早期获取移植物采用不同的结构，所有移植物的12个月初次通畅率为43%～63%，12个月二次通畅率为70%～86%。研究表明，早期插管不会对移植物的通畅性产生不利影响。

依赖血液透析的患者迫切需要功能性长期血管通路。与AVF相比，AVG与较早的导管拔除和较少的导管天数相关，而AVF通常需要数月才能成熟。对于依赖血液透析或即将开始透析的患者，AVG可能比AVF更为合适。然而，决定选择哪种血管通路时，应考虑多个因素，如边缘静脉质量、有限的预期寿命和肥胖等，这些因素可能会影响AVG的选择。

第五章

血管内治疗后并发症评估及处置

一、如何处理颈动脉介入治疗后的神经系统并发症

颈动脉血供重建术（CEA或CAS）后的神经功能障碍发生率相对较低。目前，美国血管外科学会和AHA的指南指出，无症状患者接受CEA或CAS后发生神经功能障碍的比例不超过3%，而有症状患者则不超过6%。根据最新的临床试验和国家数据库数据，这种并发症的发生率可能更低。超过90%的CEA或CAS术后神经功能障碍是由颈动脉分叉部的斑块所引起的缺血性脑损伤所致；少数情况则由于过度灌注导致脑出血。CREST试验显示，大多数术后卒中为轻微的（81%）、缺血性的（90%）、位于前循环（94%）和同侧（88%）。术后卒中通常在24小时内发生，CAS术后发生率为60%，CEA术后为43%。卒中发生率在治疗后1～7天较低（CAS为21%，CEA为33%），在第8～30天则进一步降低（CAS为19%，CEA为24%）。本章将重点讨论CEA或CAS术后第一周内发生的神经功能障碍的处理。

绝大多数围手术期神经系统并发症发生在CEA或CAS治疗的同侧。术后同侧出现症状通常是围手术期动脉血栓事件的强烈提示，特别是如果症状在手术后即刻出现，这可能与CEA手术期间夹闭时间过长相关。经股动脉CAS后，可能会出现对侧颈动脉区域的神经功能障碍，这通常是主动脉弓导管操作引起的。若术后神经功能障碍发生在治疗的颈动脉区域以外，需考虑其他非栓塞性原因，并排除潜在的出血性并发症。

- 如何评估术后新发的神经功能障碍
- 如何通过药物管理预防和干预神经系统并发症
- 何时采取重新探查的方式是合适的
- 如何通过外科手段预防和干预神经系统并发症
- 什么时候需要额外的支架治疗
- 血栓抽吸术在何时使用

（一）如何评估术后新发的神经功能障碍

当患者呼吸和血流动力学状态稳定时，出现新发神经功能障碍的患者，首要评估步骤是进行快速脑成像，以排除出血或潜在的可修复的大血管栓塞。出血可以通过急诊头颅CT进行评估。若怀疑有可治疗的颅内血栓，则需要进行CTA、MRA，或在某些情况下使用DSA。

结合对比成像结果显示的颅内动脉闭塞，以及MRI显示大脑皮质远端的血流灌注不足，可能提示动脉粥样硬化引起的闭塞。

如果在完成CEA或CAS后没有立即出现神经功能缺陷，但在几小时或几天内出现症状，紧急成像可能揭示潜在的可纠正问题。做出影像学检查选择的决策通常取决于医院的设备和可行性。DUS或CTA之间的选择主要基于适用性，但若可能，CTA可提供更多的信息，包括颅内血管的评估。

脑高灌注综合征是颈动脉血供重建术后神经功能障碍的罕见原因（＜1%）。其病理生理机制与脑血管自动调节失调有关，这种失调导致脑血流量显著增加，从而引发脑水肿。此病症通常发生在有双侧颈动脉病变的患者中，尤其是症状较重的一侧狭窄颈内动脉接受CEA或CAS治疗后。其症状通常在术后30天内出现，多数在5天内发生。该综合征通常伴有高血压、头痛、恶心，在更严重的情况下，脑部成像可能显示癫痫发作和脑水肿。对于最近接受颈动脉血管重建的患者来说，头痛常常是脑过度灌注的第一个信号，应引起足够重视。经颅多普勒检查可以帮助诊断，显示大脑中动脉血流速度在血供重建侧明显增高。若颈动脉狭窄侧MCA的血流速度在基线时显著减慢，可能预示术后发生再灌注损伤的风险较高。此外，若血供重建后大脑中动脉血流速度增加至基线的1.5倍，可能表明高灌注性损伤的发生。大多数CEA或CAS术后迟发性同侧神经功能障碍的原因是栓塞，排除高灌注症候群后应进行详细评估。

（二）如何通过药物管理预防和干预神经系统并发症

CEA或CAS术后神经功能障碍的处理应集中于根本原因的识别和治疗。由于大多数并发症源于动脉血栓形成，抗血小板和他汀类药物治疗非常重要。如果术后神经功能缺失的原因尚不明确，则应考虑心脏或主动脉弓源性栓塞。为此，超声心动图检查是必需的，以排除心脏来源的栓子。如果之前未进行过胸部CTA检查，建议进行主动脉弓的评估。很多术后隐源性卒中是由未被识别的心房颤动引起的，因此术后应考虑使用抗凝治疗。

若术中或术后观察到神经功能缺陷，或者颈部成像显示修复部位/支架内的颈动脉内充盈受损，必须立即开始静脉抗凝治疗。后续处理措施取决于事件发生在CEA还是CAS之后。

在CEA部位发现富含血小板的纤维蛋白血栓时，应立即进行血栓去除，并开始抗血小板治疗，以防止复发。可以使用GP Ⅱb/Ⅲa抑制剂，如阿昔单抗（静脉推注0.25 mg/kg，随后维持0.125 μg/kg · min），最大剂量10 μg/min）或替罗非班（静脉推注25 μg/kg，持续30 min，随后维持0.1 μg/kg · min）。

脑高灌注综合征的治疗应重点控制血压以降低颅内压，并监测颅内出血。如果病情发展为颅内出血，则预后较差，约30%的患者会致残，死亡率可能高达50%。通过使收缩压降至＜100 mmHg，头痛通常会明显改善，同时脑DUS检查可以显示大脑中动脉血流速度的降低。对于癫痫发作和脑水肿的患者，应及时进行神经科会诊，并使用抗癫痫药物和类固醇治疗。若出现颅内出血，必须及时请神经外科会诊，评估是否需要进行脑减压治疗。

（三）何时采取重新探查的方式是合适的

在CEA术后出现早期神经功能障碍时，应立即重新探查手术部位，以评估是否存在其他潜在问题，特别是与手术部位相关的异常。若发现动脉闭塞，应迅速返回手术室恢复血流，切开并取出手术部位的血栓，这通常是防止进一步脑损伤的唯一机会。然而，如果患者在CEA术后不久即出现神经功能缺失，并且已通过DUS或DSA检查确认了CEA的通畅性，则可以考虑先进行紧急DUS检查确认通畅性，然后进行紧急CTA评估，这可能比立即重新探查更加谨慎。

再次手术时，必须考虑到血栓可能在手术过程中脱落并引发新的栓塞。因此，在操作时应细心且温和地处理动脉，特别是在早期控制颈内动脉远端血流时。首先，应该控制公共颈动脉（common carotid artery，CCA）和ECA，然后打开动脉内膜切除部位，检查是否有血栓、游离皮瓣或其他问题，并评估ICA是否存在背部出血。治疗措施将依据是否发现血栓、游离皮瓣或其他问题来决定。如果未发现这些问题，则应进行脑DSA检查，识别是否存在大血管闭塞，并判断是否需要恢复血供。如果没有看到ICA背部出血，动脉切开术应尽可能延长，确保不超出动脉内膜切除术的远端终点。

在极少数情况下，患者可能在动脉内膜切除表面形成富含血小板的白色凝块，这可能在CEA术后立即引发栓塞并导致神经功能障碍。重新探查时，通常未发现典型的血栓形成，而是可能看到动脉内膜切除表面或补片中积聚的富含血小板的纤维蛋白团块（白色血栓）。在影像学上，这些血栓呈现典型的“虫蚀”模式。

（四）如何通过外科手段预防和干预神经系统并发症

如果在手术过程中遇到血栓，首先应使用钳子轻轻抓住并取出。如果血栓堵塞了血管，表明它可能在传播一段距离后进入了颈内动脉。在取出血栓后，如果未观察到ICA恢复血供，则需要进一步进行温和的ICA血栓取出术。Fogarty球囊导管是处理颈内动脉血栓的有效工具，可将导管以每次约2 cm的增量向前推进，最大推进距离为10 cm。在操作时，应避免过度扩张球囊，尤其是远端球囊扩张，因为这可能导致颈动脉海绵窦瘘。如果发现背部出血，可以进行低压DSA检查，确保彻底清除血栓，并扩大检查范围以排除颅内大血管血栓。清除血栓后，如发现任何技术性问题，必须在重新关闭动脉内膜切除部位之前加以解决。

在手术部位成功清除富含血小板的白色血栓并开始抗血小板输注后，下一步是消除血栓形成的原因。如果在手术室内再次发现聚集，并且手术中使用了合成补片，则应考虑使用静脉补片进行动脉闭合。许多学者建议使用近端大隐静脉或颈静脉。如果动脉内膜切除部位表面有大量白色血栓积聚，则应考虑用静脉移植物替代动脉。

成功清除颈内动脉血栓或治疗富含血小板的聚集体后，如果动脉内膜切除部位无缺陷，应进行颈部和脑部DSA检查，以确保所有病变动脉均得到适当治疗，并排除治疗的颅内大血管血栓，同时仔细评估夹层皮瓣的情况，并通过血管造影来确认。

如果斑块不稳定或未固定，颈内动脉内膜切除术远端可能会出现夹层皮瓣。如果动脉内膜切除不均匀，未完全清除颈总动脉近端的斑块，也可能导致夹层皮瓣形成。如果在重新探查时发现夹层皮瓣，通常需要通过延长动脉内膜切除术来修复，直至达到更好的远端终点。如果夹层皮瓣过远，可能无法进行手术修复，在这种情况下，应考虑使用CAS治疗夹层皮瓣。

通常，ICA动脉切开术需要扩大，以便适当识别和修复远端夹层皮瓣。延长动脉内膜剥脱术可能有助于达到理想的终点，并修复局部夹层。如果无法通过延长切除术解决问题，则需要采用逐步修复方法，使用间断7-0号单丝缝合线（外部打结）进行皮瓣缝合。夹层皮瓣应沿动脉内膜切除表面进行修复，并用7-0号缝线进行间断固定，确保缝合稳固并达到合适的修复效果。

（五）什么时候需要额外的支架治疗

如果远端或近端夹层皮瓣过度扩展，无法进行充分的手术修复，可考虑使用经皮腔内支架（percutaneous transluminal angioplasty and stenting，CAS）治疗。如果在手术过程中发现动脉内膜切除部位的瓣膜开放，可以迅速定位并展开支架，从而为ICA的背部出血提供保护。确定皮瓣后，可以通过股动脉途径放置支架，但在此过程中，必须确保提供足够的血栓保护。

如果在CAS过程中出现神经功能缺损，应维持抗凝水平，使活化部分凝血活酶时间保持在250～300s，并进行DSA检查。使用远端血栓保护滤器时，围手术期可能会出现大量微栓子，这些微栓子可能会阻塞滤器，导致无复流现象，从而造成滤器上的造影剂滞留。在这种情况下，动脉近端必须小心抽吸，并回收滤器。滤器回收时应确保关闭并捕捉在回收鞘内，以防止远端栓塞。后续的DSA检查应显示脑血流的逐步恢复，进而实现神经功能的逆转。

如果支架尚未完成，必须在完成支架和血管成形术之前放置新的过滤器或血流反转装置。

侵袭性血管成形术（如球囊直径超过5mm）及放置在支架外的球囊、过大的支架、侵入性的导丝操作、鞘的前移或远端保护过滤器的移位，均可能导致颈总动脉近端或ICA远端区域的损伤，并形成夹层皮瓣。在多平面DSA下必须仔细寻找这些损伤，因为它们可能不易被发现。如果夹层皮瓣被确认，可以使用额外的支架进行治疗。

对于夹层和支架血栓形成，通常可以通过腔内治疗方法进行处理。如果资源不可用或再干预失败，且患者出现进展性症状，应考虑支架植入术或颈动脉外科修复。对于神经功能不稳定且无法接受腔内治疗的患者，建议使用抗凝药物以防止远端血栓扩散，而不是取出支架。在进行CEA后重新植入新的支架是一项技术挑战，特别是在考虑解剖学因素（如高或低病变、放射野、气管切开）后，可能需要进行人工血管或自体血管的动脉置换术。

（六）血栓抽吸术在何时使用

围手术期抗血小板治疗不当、支架远端或近端夹层的尺寸问题，以及过度钙化导致的支架坍塌，均可能引发原发性支架血栓形成。针对这种罕见的并发症，现已开发出几种血栓装置来进行治疗。一旦发生支架血栓形成，必须立即采取措施。接下来，可以通过选择性导管进行溶栓治疗。如有需要，术中可能需要神经科会诊，以协助完成这一治疗过程。

二、如何处理主动脉腔内修复术相关并发症

接受主动脉腔内修复手术的患者面临一系列并发症的风险，包括肠道缺血、脊髓缺血和腹腔间隔室综合征等。这些并发症一旦发生，可能会导致严重的后果。

- 如何处理主－髂动脉手术后疑似结肠缺血患者
- 如何处理主动脉手术后疑似脊髓缺血患者
- 如何处理主动脉手术后疑似腹腔间隔室综合征患者

（一）如何处理主－髂动脉手术后疑似结肠缺血患者

因未破裂的AAA接受腹主－髂动脉手术的患者中，有1%～3%的患者可能发生结肠缺血；在开放手术患者中，这一比例为3%～6%，而在腔内手术患者中为0.5%～2.0%。对于rAAA的修复手术，这些发生率可能增加5～15倍。因此，保持对结肠缺血的敏感性，并密切关注围手术期的危险因素，对于及时诊断和治疗至关重要。特别需要注意的危险因素之一是在动脉瘤破裂并伴有低血压的情况下进行手术。

1．如何识别主－髂动脉手术后疑似结肠缺血患者

术后48小时内出现便血或腹泻，均提示可能为缺血性结肠炎，必须立即进行仔细的结肠镜检查。由于大多数腹主动脉手术后的结肠缺血仅涉及直肠和乙状结肠，一些学者建议使用乙状结肠镜检查代替全结肠镜检查，因为乙状结肠镜检查通常更易进行，并且单凭这项检查即可确诊。术后，其他与结肠缺血相关的症状还包括持续性心动过速、静脉输液需求增加、白细胞计数升高及乳酸酸中毒。如果在无上述症状的情况下怀疑结肠缺血，应重新评估患者术前的危险因素和解剖结构。

2．主－髂动脉手术后结肠缺血的危险因素

（1）解剖学相关危险因素

患者的解剖学特征可能增加术后结肠缺血的风险。单侧或双侧髂内动脉（ⅡA）闭塞是其中的一个重要危险因素。在某些情况下，为了促进血管内修复，可能需要进行单侧或双侧ⅡA栓塞。一些学者建议采用分期栓塞方法。随着分支髂内移植物的出现，这种临床情况已经变得较少见。在ⅡA闭塞的情况下，必须评估闭塞是发生在主干还是ⅡA的分支。在后者的情况下，侧支可能受到影响。许多结肠缺血由微小栓塞引起，因此在ⅡA闭塞时也可能发生结肠缺血。

肠系膜下动脉（inferior mesenteric artery，IMA）的术前状态和术中处理情况并不是结肠缺血的主要预测因素。需要注意IMA是否存在术前闭塞。如果IMA没有闭塞，术中应考虑是否结扎或覆盖。在结扎或覆盖IMA时，必须评估其血流量及规模。同时，评估SMA和腹腔动脉的状况及肠系膜侧支的情况也非常重要。

如果术前影像显示肠系膜动脉弯曲、IMA结扎或覆盖，应高度怀疑结肠缺血的风险。

结肠缺血的其他重要独立危险因素包括女性、“蓬松”型大动脉、吸烟、高血压、充血性心力衰竭、慢性肾脏病及有盆腔放射史的患者，这些因素可能损害髂内动脉及盆腔侧支。结肠缺血的风险会随着危险因素数量的增加而升高。

（2）临床相关危险因素

除了便血或腹泻外，其他可能提示结肠缺血的临床因素还包括不明原因的脓毒症、尿量减少、血流动力学不稳定、腹膜炎和/或腹痛、体温过低或弥漫性微栓塞症。实验室检查中，白细胞计数增高、乳酸升高和酸中毒也是常见的异常表现。结肠缺血的风险会随着这些因素的数量增加而升高。

（3）手术相关的危险因素

结肠缺血最重要的手术相关危险因素是rAAA伴失血性休克时行腹主动脉修复术。其他重要的手术危险因素包括失血过多、过度输血、手术时间延长、阻断时间延长、夹闭部位、术前肾功能不全，以及需要进行腹主动脉和股动脉重建。开放修复和腔内修复术中的血管损伤也被认为是结肠缺血的危险因素。结肠缺血的风险随着危险因素数量的增加而升高。

3．主髂-动脉手术后结肠缺血患者的处理

在无明显提示临床或手术相关危险因素的情况下，应采取支持治疗，包括液体复苏、广谱抗生素及肠道休息，如有需要，可以使用肠外营养。

如果结肠镜或乙状结肠镜检查未见缺血性改变，可以遵循常规术后管理方案。如果肠缺血的临床症状持续存在，则应继续支持性治疗，并进一步探寻潜在原因。结肠缺血的治疗取决于结肠镜或乙状结肠镜检查的分级。1级缺血为单纯黏膜受损，通常为一过性改变；2级缺血累及黏膜和肌肉，虽可愈合，但可能引起未来的纤维化和狭窄；3级缺血表现为坏疽或穿孔。1级和2级缺血可通过药物治疗和密切观察管理。如临床情况恶化，应考虑手术探查。3级缺血则需要根据情况进行手术探查和切除。

围手术期支持性治疗尤为重要。应遵循常规的体液管理原则，待肠功能恢

复后，逐步恢复活动。对于接受开放手术和腔内修复的患者，其恢复过程会有所不同。

对于3级缺血，手术探查通常需要进行部分结肠切除，最佳选择是通过开腹手术完成。而1级或2级缺血则可通过开腹手术或腹腔镜进行处理。在发生结肠缺血的患者中，大约50%需要进行干预，且发病率和死亡率可高达40%～50%。

（二）如何处理主动脉手术后疑似脊髓缺血患者

脊髓缺血（spinal cord ischemia，SCI）是主动脉手术中的一种破坏性并发症，其发生与主动脉修复的程度密切相关。较长时间的主动脉隔离会显著增加患者发生SCI的风险。对于AAA开放修复术和腔内修复术，SCI的发生率较低（＜0.2%）。然而，较长的手术时间、主动脉内操作过多、血栓形成、弹簧圈栓塞治疗下腹部动脉，以及rAAA的治疗等因素均会增加AAA修复术后SCI的风险。

在TEVAR术后，SCI的发生率较高，通常在2%～10%，并且大多数症状以延迟的方式出现。与胸腹主动脉修复术相关的SCI发病率则随修复范围的不同而变化，范围为2%～21%。除过大的覆盖范围外，TEVAR后SCI的独立危险因素还包括肾功能不全、透视时间过长、持续低血压及侧支动脉（如锁骨下动脉或腹部下动脉）闭塞。

1．如何及早识别主动脉手术后疑似SCI

双侧小腿无力，伴或不伴有感觉障碍，是主动脉手术后SCI最具特征的症状。主动脉手术后的肢体无力可能由多种原因引起，而SCI约占这些原因的40%。其他可能的病因包括急性下肢缺血、脑血管意外、慢性神经系统疾病的加重、周围神经病变和代谢性脑病等。术后出现肢体无力时，检查必须结合患者的病史、临床表现及脊髓损伤的危险因素。

主动脉手术后的SCI症状可表现为轻度瘫痪至迟缓性瘫痪，并可能伴有感觉障碍。虽然症状通常是双侧性的，但其在临床表现的严重程度上可能存在不对称的情况。症状的出现时间也存在差异，可能会在麻醉苏醒后立即显现，也可能会延迟出现，通常在初次手术后的几天至数周内发病。对于那些术后立即出现迟缓性瘫痪的患者，恢复的可能性较小，且通常会出现不可逆的脊髓损伤。因此，及时评估和治疗对所有因主动脉手术导致肢体无力的患者至关重要，这样才能为最佳康复提供机会。即使进行积极治疗，许多SCI患者也无法恢复到术前的基线功能水平。此外，SCI还可能导致远期存活率显著降低。

主动脉手术后，下肢无力但不伴感觉丧失的第二大常见原因是下肢缺血。与SCI不同，缺血性下肢无力通常不表现为双侧性。体格检查时，发现下肢冰凉、苍白、无脉搏，并可能伴有运动或感觉障碍，对于诊断下肢缺血提供了重要线索。

2．何时放置引流预防主动脉手术后脊髓缺血

在所有主动脉手术中，预防性放置脊髓引流管的问题存在争议。两项随机研究表明，开放性主动脉手术前放置脊髓引流管可有效降低SCI的发生率。Coselli等报道，在未使用脊髓引流管的患者中，13%的患者发生截瘫或瘫痪，而在使用脊髓引流管的患者中，这一比例降至2.6%。Svensson等研究证实，在接受Ⅰ型和Ⅱ型TAAA修复的患者中，使用脊髓引流管结合鞘内注射罂粟碱可将截瘫/瘫痪的风险降低近75%（从43%降至12%）。

尽管这些方案在开放性主动脉手术中已获得广泛认可，但目前尚无随机试验证明腰椎引流可以预防主动脉腔内手术相关的SCI。由于EVAR后SCI相对少见，因此尚未推荐其常规应用。同样，由于长节段TAAA治疗（尤其是Ⅱ型和Ⅲ型TAA）是SCI的高风险因素，大多数外科医生在处理此类胸主动脉腔内治疗时，在围手术期使用腰椎引流管。

在TAA的TEVAR治疗中，是否使用预防性腰椎引流管仍存在争议。目前主要有3种方式：①对所有患者进行强制引流；②仅对被认为是SCI高危的患者进行引流；③对出现脊髓损伤症状的患者进行引流。

对于未常规放置腰椎引流管的情况，多数学者主张在主动脉手术后发生SCI时应放置引流管并进行脑脊液引流。例如，阿拉巴马州的方案要求在TEVAR后的初期8小时内每2小时进行一次神经学评估，如果神经状态稳定，则每4小时评估一次。如果患者出现4/5以上的运动障碍或严重感觉丧失，应立即放置腰椎引流管。如果存在神经功能缺损，但运动功能维持在4/5以上，需进行胸椎和腰椎

的MRI检查。如果MRI排除其他病因，并且有证据表明存在可逆性缺血，则可放置脊髓引流管。成功实施选择性腰椎引流的关键之一在于医院是否具备及时放置引流管的能力。在无法做到这一点的医院，应采用常规术前置管方案，至少对高危患者如此。

大多数腰椎引流方案要求通过引流脑脊液来维持脑脊液压力为8～12 mmHg或10～16 cmH_2O。腰椎引流的一个重大风险是硬膜下血肿，可能由于脑脊液引流过程中硬膜下静脉撕裂引起。因此，大多数专家建议每小时限制脑脊液的总引流量（20～30 ml/h）。此外，为避免脑脊液和脑灌注压的潜在波动，患者通常应保持仰卧位，床头高度应小于30°。

3．何时取出引流管

维持腰椎引流的确切时间尚不明确。大多数学者建议持续引流至少24小时，或直到神经症状稳定。也有学者主张根据症状的严重程度延长引流时间，通常为3～7天。一项动物实验表明，棘旁动脉的解剖形态发生变化，从而为改善脐带血流提供了基础。在该模型中，肋间/腰动脉闭塞5天后，棘旁血管发生了重塑。这一发现为SCI患者腰椎引流的临床决策提供了参考，提示在5天内引流的效果较为有限。

当SCI症状得到缓解后，应开始逐步移除腰椎引流管，并减少静脉注射升压药物。初期，脊椎引流管不会直接移除，而是通过简单移位的方式进行调整。这样，如果症状在初期几小时内复发，便可以尽快重新开始引流。如果患者在封堵引流管24小时后仍无症状且症状稳定，则可以安全移除引流管。

4．其他SCI处理措施有哪些

除了腰椎引流外，对于出现SCI症状的患者，主要的治疗方法是升高血压。低血压和收缩压的波动已被证明与迟发性脊髓损伤的发生相关。有研究表明，90%的迟发性SCI患者收缩压低于130 mmHg，或收缩压波动超过15 mmHg。因此，治疗策略应包括药物干预，以维持收缩压＞140 mmHg，心脏指数＞2.5L/min · m^2）。一些团队建议更积极地提高血压，目标是使平均动脉压＞110 mmHg。此外，建议通过输血维持血红蛋白浓度＞100 g/L。

一些辅助药物，如皮质类固醇、纳洛酮、巴比妥类药物和甘露醇等，已被证实可用于预防开放主动脉手术后SCI的发生。然而，目前尚无研究评估这些药物在腔内治疗患者中的效果，也无证据表明这些药物对术后SCI患者的预后有显著影响。

除非必要，否则应在SCI症状缓解或停滞后停止使用升压药物。这个过程应逐步进行，以避免血压的剧烈波动，防止SCI复发。一旦停止静脉注射升压药，重新使用任何具有降压作用的药物时应特别谨慎。在某些情况下，患者可能无法在未使用口服降压药的情况下停止静脉注射升压药。关于口服降压药在治疗难治性或持续性SCI患者中的效果，相关研究数据仍较为有限。

5. 急性SCI是否可能由脊髓血肿引起

急性SCI患者在通过脊髓引流和药物治疗后症状仍未缓解时，必须考虑脊髓血肿的可能性。腰椎引流置入术引起的出血性并发症，通常发生在开放或腔内修复术后的3%～4%的患者中。这些并发症必须与其他神经系统并发症，如硬膜外或脊髓血肿，以及颅内并发症区分开来，因为这些情况都可能导致脑脊液引流障碍和神经功能受损。尽管美国局部麻醉和疼痛医学学会针对停用抗血小板药物的时机制定了相关指南，Mazzeffi等研究并未发现术前使用阿司匹林或氯吡格雷与发生出血性并发症之间存在显著关联。事实上，在他们的研究中，唯一出现硬膜外血肿的患者并未使用任何抗血小板药物。此外，脊髓中出现血性引流并不一定意味着会发生脊髓血肿，即使它与截瘫症状相关。Wynn等研究也发现，5%的病例出现血性引流，但这些患者均未发生脊髓血肿。然而，需要注意的是，70%的这些患者存在某种形式的颅内出血，这与较高的死亡率相关，这进一步支持了笔者的方案：对任何出现血性引流和异常神经系统体征的患者，进行脊柱和头部CT检查。

由于硬膜外血肿位于脑脊液空间之外，因此它们通常与血性引流无关。鉴于这些并发症的难以预测性，对于前述治疗效果，应通过MRI进行评估，这有助于识别SCI的存在。在伴有血性引流且未发现脊髓血肿的情况下，强烈建议进行颅内影像学检查。对于病情不稳定、由于支架放置或其他原因无法进行MRI检查的患者，应考虑进行脊柱CT检查。

若发现脊髓血肿，需立即进行神经外科会诊，以确保及时进行减压手术，最大限度地保护脊髓功能。

6．急性SCI的发生是否可能由锁骨下动脉被覆盖导致

虽然SCI在主动脉手术中或术后的发生通常被认为主要是由于血流中断到Adamkiewicz动脉，但Griepp等提出了不同观点。他们的研究表明，在动脉瘤范围较小、且相应动脉节段中断少于10条的患者中，SCI并未发展为截瘫。此外，还有研究指出，在某些情况下，术后SCI是可逆的。Jacobs和Backes随后提出了多个血管负责脊髓血流的假设，Griepp最终将这一概念正式化为“侧支网络概念”。这一概念指出，由节段动脉（如肋间动脉、腰动脉）、髂内动脉和锁骨下动脉等血管组成的侧支网络可以灌注脊髓。基于这一假设，代偿性血流通过其他流入血管提供，因此单一流入道的受损不应导致持续SCI。

Clevel及其研究团队证实了这一假设。研究表明，在主动脉内移植（节段性动脉覆盖）的情况下，当额外的流入血管（如腹壁下动脉或锁骨下动脉）闭塞时，SCI的发生率显著上升，从24%增加至73%。因此，应该强调的是，在预计锁骨下或髂内动脉将被覆盖的情况下，为了降低SCI风险，应该在术前考虑提前进行血供重建，尤其是在SCI高风险的患者中。

7．此时的锁骨下动脉闭塞应当如何处理

（1）紧急锁骨下血供重建术

血管外科学会已制定指南，建议在所有预计锁骨下动脉将被覆盖的手术中常规进行锁骨下动脉血供重建。这些指南基于的数据仅显示截瘫发生率有增加的趋势（$OR=2.69$，95% $CI=0.75\sim9.68$），其目的是预防椎–基底动脉缺血带来的不良后果，且这些不良后果与锁骨下动脉被覆盖具有相关性。尽管目前尚无关于紧急锁骨下血管重建术的具体数据，但在实施前述治疗后，若SCI仍未得到缓解，通过血管成形术或颈动脉–锁骨下动脉转流术恢复锁骨下动脉血流被认为是有益的。

（2）诱导内漏血供复通

另一种逆转急性SCI的方法是通过诱导主动脉囊内漏，重新灌注封闭的脊髓动脉分支。这可以通过在主动脉或髂骨壁之间放置远端支架来实现。一旦到达该位置，可通过放置球囊可扩张支架来诱发Ⅰb型内漏，从而破坏远端密封。一旦患者恢复，闭塞二次支架即可逆转内漏。然而，这项技术的有效性及内漏逆转的最佳时机尚不明确。对于那些出现复发症状的患者，或在麻醉苏醒时出现症状的患者，即使已使用其他辅助设备，也可考虑采用这种方法。

（三）如何处理主动脉手术后疑似腹腔间隔室综合征患者

腹腔间隔室综合征（abdominal compartment syndrome，ACS）是指腹内压（intra-abdominal pressure，IAP）升高的临床状态，若不及时治疗，可能导致多系统器官衰竭。虽然IAP的危险性早在19世纪60年代便已被认识，但“ACS”这一术语首次出现在1984年，当时Kron等描述了主动脉瘤修复术后ACS的病程。主动脉手术后，可能由于持续出血或腹腔内游离液体渗漏增加，导致IAP升高。大规模血管复通、缺血–再灌注损伤及炎症介质的激活可诱发氧自由基的释放，进而促进毛细血管渗漏，导致第三间隙积液。此外，使用正压呼吸机和腹壁顺应性降低也会进一步加重IAP升高。IAP的升高会导致静脉回流减少，心脏后负荷增加，肺顺应性下降，并对心脏产生直接压迫作用，这一情况的死亡率通常超过50%。

主动脉手术后，ACS的发生风险增加，特别是在EVAR过程中。尽管EVAR，特别是在rAAA的情况下，可能减少炎症反应并缓解ACS的发生，但在EVAR后，ACS仍然可能发生，其死亡率高达60%～83%。根据最近的一项NSQIP研究，rAAA患者在EVAR术后的ACS发生率约为7.5%。

在rAAA的情况下，与开放修补术相比，EVAR引发ACS的病理生理机制有所不同。开放修补术后发生的ACS与过度体液复苏，特别是晶体液的过量使用有关；而在EVAR后，ACS的发生则通常与持续出血相关，输血需求增加，表明出血是导致IAP升高的主要机制。

无论是开放手术还是腔内手术，主动脉手术后均可能发生ACS，这显著增加了并发症发生率和死亡风险。ACS的发生与多种危险因素密切相关，包括术前气管插管和机械通气、体液复苏、围手术期休克、凝血障碍、大量输血、主动脉破裂等。这些因素的数量和严重程度与ACS发生的风险密切相关，一旦出现上述任一危险因素，必须密切监测ACS的潜在发生。

1．应当采取的医疗支持措施

临床上，如果怀疑ACS，应迅速提高护理级别，进行密切监测，并尽可能优化医疗管理。对于那些具有ACS风险但无明确开腹减压指征的患者，应采取一系列辅助性治疗措施。治疗的目标是通过降低IAP和纠正液体平衡来阻止ACS的发展。预防性干预措施包括通过鼻饲管或直肠管进行肠道减压、保持反向Trendelenburg体位、应用神经肌肉阻滞、适当镇静与镇痛、充分利用呼吸机、适量液体复苏，并尽可能使用利尿剂来达到体液平衡，最后纠正凝血功能异常。

对于ACS高危患者，膀胱压力测量（反映IAP）可为临床决策提供重要参考。根据世界腹腔间隔室综合征学会的定义，当IAP＞12 mmHg时，可诊断为腹内高压；IAP＞20 mmHg且伴有器官衰竭时则诊断为ACS。此外，腹腔灌注压（APP）是指平均动脉压与IAP的差值，APP≥60 mmHg也可作为ACS的诊断标准。

当IAP＜12 mmHg时，应持续进行压力监测和医疗支持，而IAP≥12 mmHg的患者则可能需要考虑腹部减压，具体取决于是否存在器官衰竭及ACS的其他风险因素。

对于疑似ACS但IAP＜12 mmHg的患者，或IAP较高但未见器官衰竭的患者，通常不被视为ACS高危患者。此类患者应继续进行床旁监测和膀胱压力测量，并提供持续的医疗支持以降低ACS发生的风险。如果症状和IAP有所改善，可继续进行常规术后护理。但若IAP持续升高至≥12 mmHg或临床情况恶化，则需要重新评估是否进行开腹减压术。

2．何时紧急开腹减压

对于ACS患者，最可靠且迅速的治疗方法是开腹减压术。这一过程不仅可以有效降低腹内压，还允许外科医生检查腹部，并通过手术去除任何可能导致ACS的病因，如持续性出血或肠梗阻。尽管一些侵入性较小的治疗方法（如经皮腹膜腔引流）在临床中有所尝试，但开腹减压术仍被视为“金标准”。虽然腹膜腔内引流管已被应用于一些病例，且显示出一定的效果，但由于其起效时间不确定、无法评估腹腔内潜在出血或恶化情况，因此缺乏足够的临床试验数据来支持其常规应用。

对于膀胱压力升高（＞12 mmHg）但无临床恶化或终末期器官衰竭迹象的患者，仍需进行持续监测并提供适当的医疗支持。若膀胱压力＞12 mmHg并伴随终末器官衰竭，已明确诊断为ACS，必须紧急进行开腹减压术。终末器官衰竭的表现包括肾衰竭（如少尿）、肺衰竭（如呼吸衰竭和气道峰压升高）、心力衰竭（如心输出量减少和肺毛细血管楔压升高）。ACS相关的高发病率和死亡率主要与这些继发性终末器官衰竭密切相关，因此，当患者具备多个ACS危险因素时，临床医生应高度怀疑ACS的发生。虽然膀胱压力监测对ACS的评估至关重要，但临床经验在预防ACS灾难性后果方面也往往比标准膀胱压力值更为关键。

值得注意的是，目前关于ACS监测及其后续发展的数据大多缺乏前瞻性随机试验的支持，许多临床决策仍依赖于医生的经验和判断。

对于IAP≥12 mmHg但无终末期器官衰竭的患者，在多种危险因素的基础上，开腹减压术可以作为潜在的治疗方案。尽管目前缺乏明确的支持性数据，但该手术能够有效解决监测ACS所面临的困难，减轻相关的高发病率和死亡率。尽管数据有限，初次开腹减压术在减少肠缺血、降低透析需求、缩短开腹时间和降低住院死亡率方面可能发挥一定作用。因此，是否进行开腹减压术需要综合考虑患者的整体病情及各类危险因素，并依此做出临床决策，通常推荐根据患者的具体情况选择是否应用此治疗。

特别需要指出的是，rAAA患者在接受腔内修复后发生ACS的情况较为特殊，其30天死亡率几乎增加了6倍，这可能与活动性出血有关。因此，EVAR后ACS的管理需特殊关注，早期识别和及时干预至关重要。

3．初步缓解后采取何种后续治疗

暂时关闭腹部的方法有多种，包括使用Bogota袋、其他“自制”真空敷料、桥接网和Abthera开腹负压（真空）系统等。虽然讨论这些不同方法的优缺点超出了本章的范围，但暂时关闭的关键步骤在于管理腹内压的升高、保持无菌操作和多次复查。使用真空敷料进行腹部暂时关闭的成功率超过90%。

在rAAA患者的EVAR中，持续出血和内漏是导致ACS的主要原因之一。开放主动脉修复中，血管和腹壁下动脉的出血通过缝线结扎可以得到控制。而在rAAA的EVAR治疗中，Ⅱ型内漏可能引起持续出血，并加重腹膜后血肿，影响临床预后。

对于rAAA患者在EVAR治疗后发展为ACS，如果无明确的持续出血来源（如Ⅰ型或Ⅲ型内漏），应考虑通过切开主动脉球囊来结扎腰部血管、IMA或其他出血点。对于Ⅰ型或Ⅲ型内漏导致的持续性出血，若疑似存在内漏，球囊不应打开，应立即进行血管内评估和修复，或转为开放修复。

腹内出血，特别是开放AAA修复术后的腹腔出血，应视为ACS的潜在原因。一旦出现腹内出血，必须进行手术治疗。除了液体复苏引起的肠道水肿外，腹膜后巨大的血肿也会占据空间并可能导致ACS的发生。因此，必须仔细清除此类血肿。

在进行开腹减压术后，尝试关闭腹部前，应确保患者临床症状体征稳定，IAP正常，ACS的病理已消失，且已最大限度地治疗所有危险因素。应评估肺功能改善（如氧耗量增加、气道峰压降低）、肾功能恢复及血流动力学稳定情况（如心功能改善）。此外，腹壁必须有足够的松弛，以便在不增加IAP的情况下进行缝合。虽然没有严格的标准来确定何时关闭腹部最为安全，但必须确保ACS的生理参数已经得到明显改善。

在进行腹部关闭时，必须特别注意支持性护理的实施。对于长时间开放的腹部，可能难以直接闭合筋膜，此时可能需要桥接网片等辅助设备。在进行部分或完全腹部闭合手术时，可通过膀胱压力监测来判断腹壁松弛的程度，确保合适的闭合压力。

若临床症状不稳定或患者状况恶化，可能需要重新开腹。此时，必须考虑其他潜在病因，如肠梗死等，可能需要进一步切除受损组织。

三、如何处理静脉相关疾病及并发症

本章节主要阐述住院患者可能出现的静脉相关并发症，分为导管相关性上肢深静脉血栓形成、PE、腔静脉血栓形成/梗阻。

- 如何评估及处理导管相关性上肢深静脉血栓形成
- 如何评估及处理肺栓塞
- 如何评估及处理腔静脉血栓形成/梗阻

（一）如何评估及处理导管相关性上肢深静脉血栓形成

上肢DVT占所有DVT的4.4%，其中约45%与导管相关。上肢DVT可分为原发性和继发性两种类型。原发性上肢DVT通常与特发性血栓形成相关，如Paget-Schroetter综合征。继发性上肢DVT常见于癌症患者，或与中心静脉置管有关的患者。导管相关性上肢DVT指的是由于留置导管引发的腔内血栓，发生在臂部、腋下或锁骨下静脉，其发病原因可能包括感染、机械刺激、化学刺激、静脉阻塞或导管涂层引发的血栓反应。

1．如何评估导管相关性上肢深静脉血栓形成

与导管相关的上肢DVT在5%～62%的病例中可能无明显症状。当症状出现时，患者通常会表现为疼痛、肿胀或红斑，常见于颈部、胸部或上肢。随着静脉充血的加重，还可观察到胸壁和四肢的静脉充血。上肢出现蓝斑脓肿的情况非常罕见。5%～20%的上肢DVT患者可能发生PE。此外，血栓后综合征也是上肢DVT的一个重要慢性并发症，可能引起4%～35%的患者出现上肢疼痛和肿胀。

彩色DUS是诊断上肢DVT的主要依据。当检查发现血栓直接可见，静脉内无彩色血流，受累静脉段缺乏可压缩性，期相性丧失或血流增强操作仅有微小变

化时，可以确诊DVT。然而，如果血栓位于近端锁骨下静脉或头臂静脉，或由于骨性结构遮挡而导致静脉影像不清晰时，以上发现可能不明显。在临床怀疑上肢DVT且DUS未能发现血栓的情况下，建议进行计算机断层扫描静脉成像或磁共振静脉成像进一步检查。D-二聚体试验可辅助排除DVT的诊断，并寻找其他可能的原因。导管定向静脉造影术仍然被认为是诊断血栓形成的“金标准”，但其应用较少。

如果影像检查未能发现DVT作为上肢肿胀的原因，应考虑其他可能的诊断，如淋巴水肿。

2．如何处理导管相关性上肢深静脉血栓形成

对于怀疑或确诊为与导管相关的DVT感染的患者，如果血培养结果为阳性，必须立即拔除导管，并开始根据血培养结果进行静脉抗生素治疗。拔除的导管尖端也应进行培养。如合并败血症的肺PE患者，需要去除感染源，可能需要进行血栓切除术和/或静脉切除术，前提是患者能够耐受此类手术。对于需要继续留置中心静脉导管的患者，应考虑寻找其他临时导管位置。在无血培养超过48小时的患者或在感染性疾病专家指导下，暂不应放置长时间中心静脉通路。

对于非感染性导管相关性上肢DVT且需持续保留中心静脉通路的患者，建议继续保持导管原位，并进行抗凝治疗。Jones等的研究发现，46%的患者在随访中血栓完全消失，而在诊断出导管相关性上肢DVT后48小时内拔除导管的患者，血栓消退率可达到75%。该研究还指出，拔除导管（与DVT相关）并将新导管放置于其他部位，常导致新导管放置部位发生DVT复发。如果与DVT相关的导管不是必需的，应将其拔除。

与下肢DVT相比，上肢DVT发生PE的风险较低。对于少数合并PE且有抗凝禁忌证的患者，应考虑使用SVC滤器。由于临床上高危PE风险较低，滤器的潜在益处必须超过放置滤器所带来的风险，包括滤器脱位及由滤器血栓闭塞导致的SVC综合征。因此，只有在患者有严重心肺疾病且在不进行抗凝时血栓形成风险极高的情况下，才应考虑放置SVC滤器。

根据美国胸科医师学会的指南，目前治疗上肢DVT的建议是抗凝治疗3～6

个月，治疗方案包括最初使用静脉注射普通肝素、皮下低分子量肝素或磺达肝素，并过渡到华法林，或选择直接口服抗凝剂作为替代。

3．哪些患者不能抗凝治疗

抗凝的绝对禁忌证包括颅内出血、严重活动性出血及最近的脑、眼或脊髓手术。相对禁忌证包括未控制的高血压、血小板减少、既往胃肠道出血、跌倒病史和严重贫血。如果存在抗凝禁忌证，可考虑放置SVC滤器。

（二）如何评估及处理肺栓塞

急性PE是心血管死亡的第三大原因，也是最常见的可预防住院死亡原因。PE的临床表现范围广泛，从完全无症状到急性死亡不等。在约25%的患者中，猝死是PE的初始临床表现。由于其症状不具特异性，因此保持高度怀疑并及时进行治疗干预至关重要。呼吸困难、胸痛或晕厥（伴或不伴有咯血）是增加PE怀疑的临床线索。呼吸困难和胸痛是最常见的症状，＜1%的晕厥患者最终诊断为PE。尽管晕厥的发生率较低，但其出现可能表明患者的血流动力学储备已减少。常见的临床症状还包括呼吸急促、心动过速、DVT、啰音和呼吸音减少，发热的症状较少见，通常不表现为类似肺炎的症状。低血压和休克是罕见但严重的临床表现，仅约5%的患者出现。

1．如何及时评估

（1）评估血流动力学稳定性

对于疑似PE的患者，首要任务是评估血流动力学稳定性。如果收缩压＜90 mmHg且持续超过15分钟，或者患者需要使用血压支持治疗，则需紧急评估和处理PE。在血流动力学稳定的疑似PE患者中，应进一步进行诊断评估，以确定病情的严重程度。Wells评分系统已被简化并验证，用于对潜在PE患者的临床概率预测评估（表5-1）。

表5-1　PE患者的临床概率预测

危险因素	得分
既往PE或DVT	1
心率≥100次/min	1
4周内有手术史或肢体制动史	1
咯血	1
恶性肿瘤	1
DVT临床表现	1

注：PE.肺栓塞；DVT.深静脉血栓。

该评分系统根据各种风险因素为患者分配分数，并计算出综合得分。对于Wells评分≥2分的患者，需要进行影像学检查以排除PE。然而，关于该评分系统在妊娠期应用的临床预测有效性，目前尚缺乏充分的数据支持。

（2）D-二聚体的价值

常规实验室检查对于PE的诊断通常是非特异性的，炎症标志物如白细胞计数、乳酸脱氢酶、红细胞沉降率和C-反应蛋白可能会升高。血浆D-二聚体是纤维蛋白降解产物，通常在急性静脉血栓形成时升高，这是由于凝血和纤溶途径的同时激活。D-二聚体具有较高的敏感性和阴性预测值，尤其对于低概率的PE患者非常有用。正常的D-二聚体水平（＜500 μg/L）可有效排除急性PE，从而避免不必要的影像学检查。然而，D-二聚体的特异性较低，因为在恶性肿瘤、创伤、手术、炎症和出血等多种情况下，纤维蛋白水平都会升高，但升高幅度不足以诊断为PE。D-二聚体在老年人群中的特异性进一步降低，从而增加了假阳性率。与标准的未调整阈值（500 μg/L）相比，年龄调整后的D-二聚体阈值（年龄×10 μg/L）可以显著提高50岁以上患者的PE排除率。

（3）CTA评估

结合临床，肺部CTA是对高度怀疑PE患者的首选影像学检查。肺部CTA能够详细显示相应节段的肺部血管，依据PIOPED Ⅱ研究，肺部CTA的敏感性为83%，特异性为96%，具有很高的预测价值，尤其是与临床评估一致时。对于肺部CTA结果为阴性但仍高度怀疑PE的患者，可以考虑进一步进行通气/血流扫描。对于D-二聚体水平升高（≥500 μg/L）且Wells评分较低的患者，同样应考虑进行肺部CTA检查。对于血流动力学不稳定的患者，PE的诊断更为迫切。

（4）评估其他潜在的病因

对于D-二聚体正常且PE可能性低的患者，不需要进一步评估或治疗PE。如果患者出现临床症状，需评估其他病因。

（5）评估右心室功能障碍的严重程度

升高的生物标志物，特别是肌钙蛋白，已被证明具有重要的预后价值。在血流动力学稳定的PE患者中，若肌钙蛋白水平升高，患者的死亡风险会增加5倍。对于血压正常的PE患者，血清BNP和NT-proBNP水平可能会随着右心室扩张而升高，并与死亡率增加相关。NT-proBNP的最佳预后界值为血浆浓度＞600 pg/ml。

尽管常规诊断检查中不推荐使用超声心动图来评估血流动力学稳定的PE患者，但其在预后分层中具有重要作用。右心室功能障碍的存在将使短期死亡率增加2倍以上。在超声心动图上，右心室功能不全可通过右心室/左心室舒张末内径比＞1来诊断。在肺部CTA上，右心室扩大可通过右心室/左心室舒张末内径比≥0.9来定义，这一标志也与30天死亡风险增加2倍相关。根据这些因素，中危组可进一步细分为中–高风险组（在超声心动图上表现为同时存在右心室功能障碍和心肌标志物异常，如肌钙蛋白、BNP或NT-proBNP）与中–低风险组（仅存在其中一个发现）（表5-2）。

表5-2　ECHO5评分表

早期死亡风险	风险因素及得分			
	休克/低血压	sPESI≥1	右心室功能障碍	心脏实验室检查[a]
高	+	+[b]	+	+[b]
中高	−	+	+	+
中				
中低	−	+	两者中任意一个+	
低	−	−	两者全为−[c]	

a.心肌损伤的生物标志物（如心肌肌钙蛋白水平升高）或右心室功能障碍［如B型利钠肽（BNP）或N末端proBNP水平升高］；

b.低血压或休克患者不需要进行sPESI风险分层或心脏实验室检查；

C.SPESI＝0的患者在影像上有右心室功能障碍的迹象或生物标志物升高，被认为是中低风险。

注：PE.肺栓塞；RV.右心室；sPESI.简化的肺栓塞严重程度指数。

2．如何对PE患者进行风险分层

一旦确认PE患者血流动力学稳定，就应使用风险分层评分系统进行PE风险评估。最常用的评分系统是简化的PE严重程度指数，简称为sPESI，预后准确性与原始PESI相似。根据sPESI评分，患者若具有以下任一危险因素，则被归类为中等风险PE：年龄＞80岁、癌症、充血性心力衰竭、慢性阻塞性肺疾病、心率＞100次/min、SBP＜100 mmHg、血氧饱和度＜90%等；无这些危险因素的患者则被认为是低风险PE。具体而言，sPESI＝0的患者被归类为低风险PE，死亡率通常较低（＜1%），而sPESI≥1的患者死亡率约为11%。尽管目前sPESI评分中并不包括既往有DVT的因素，但已有研究表明，有DVT史的患者在发生

PE后的30天内死亡风险显著增加，这可能为中等风险PE患者提供新的风险评估参考。

（1）低风险PE

根据30天内的死亡风险，PE患者的风险可分为低、中、高三类。对于血压正常且sPESI评分为0的低风险（或非大规模）PE患者，短期预后较好。在这些患者中，心肌标志物检测和影像学检查对预后预测的价值较低，因此没有必要进行这些额外检查。低风险PE患者通常可以安全地接受抗凝治疗，并早期出院进行门诊护理。其死亡风险通常低于1%。

（2）中风险PE

中风险PE指的是血流动力学稳定且sPESI评分≥1的患者，通常被归类为中危组（或亚大规模PE）。对于这类患者，建议进一步使用超声心动图或肺部CTA检查，并结合心肌标志物检测和右心室功能状态进行进一步的风险评估。在一项大型随机对照试验中，接受抗凝治疗的中危PE患者中有5.6%发生死亡或血流动力学失代偿，提示该类患者的预后较为复杂，需要密切监测和更为个体化的治疗策略。

3．如何实施最佳医疗管理

（1）抗凝治疗

除非存在禁忌证，所有急性PE患者均应接受抗凝治疗，以防止早期死亡和血栓复发。抗凝治疗是治疗PE的主要手段，应在诊断过程中尽早启动，标准治疗时间至少为3个月。急性PE期，建议首先使用肠外抗凝药物（如普通肝素、低分子量肝素或磺达肝素），然后过渡到VKA（如华法林）与普通肝素联合使用至少5天，或直到INR达到目标治疗水平（2.0～3.0）。

低分子量肝素和磺达肝素因其较低的大出血和肝素诱导血小板减少风险而被优先推荐，但普通肝素更适用于低血压的高危PE患者，或存在肾功能不全（肌酐清除率＜30 ml/min）或严重肥胖（BMI＞40 kg/m^2）的患者。

尽管华法林仍是常用口服抗凝剂，但由于其可能与药物、食物发生相互作用，并且需要常规监测INR，使用时具有一定挑战性。新型口服抗凝剂（如凝血因子Xa抑制剂——利伐沙班、阿皮沙班、依多沙班，和直接凝血酶抑制剂——达比加群）无须监测、无需剂量调整，且不需与普通肝素联合使用。研究表明，这些药物在急性静脉血栓患者中的出血并发症风险显著低于华法林。

对于急性PE患者中有抗凝禁忌证，或抗凝治疗未能有效预防复发的患者，可以考虑使用IVC滤器。最近的PREPIC2随机试验评估了抗凝联合可回收IVC滤器与单纯抗凝治疗在防止PE复发中的安全性和有效性。结果显示，在6个月时，滤器组复发率为3.0%，对照组为1.5%。这些结果表明，不推荐在无明确适应证的情况下使用IVC滤器。然而，在高危PE患者（如低血压患者）中，IVC滤器的置入仍需谨慎考虑。

（2）PE快速响应团队（PE rapid response team，PERT）

中高风险PE患者应由多学科团队进行管理。PERT团队成员包括心血管内科、血管和心脏外科、介入放射科、血液学、急诊科及呼吸重症护理领域的专家。该团队为中高风险PE患者提供及时的评估和治疗计划，以确保提供最佳护理。对于风险较高的患者，应采取更积极的治疗方案，而对于风险较低的患者，则进行常规抗凝治疗。

（3）紧急检查是否为PE

对于低血压或不稳定的疑似PE患者，应立即进行影像学检查以确认PE。肺部CTA是首选的成像技术，尤其适用于能够立即进行检查且患者稳定的情况。对于血流动力学不稳定的患者，床旁经胸超声心动图可以帮助评估右心室功能，但如果患者低血压无法纠正，则不能立即使用肺CTA。在TTE未见明显右心室功能失代偿的情况下，可以几乎排除PE，接着应检查其他可能的休克原因，如心脏压塞、瓣膜功能障碍或心功能不全。

（4）评估其他潜在的病因

对于血流动力学不稳定的PE患者，若持续低血压、心源性休克或心搏骤停，则被归类为高危（或大面积）PE，且这些患者的短期死亡率很高，尤其是在进行心肺复苏的患者中，死亡率超过60%。

在急性抗凝治疗的同时，需立即进行血流动力学和呼吸支持，最佳方案是静脉注射普通肝素，并准备进行全身溶栓治疗。对于一些极为危急的患者，可使用可移动的ECMO系统维持血液循环和氧合，直到诊断明确或进行其他干预。ECMO通常用于任何可能发生逆转或治疗失败的心肺衰竭患者，其禁忌证相对较少，主要包括基础功能状态差、姑息治疗和高龄患者。

对于大面积PE合并心力衰竭的患者，ECMO可为急性右心衰竭提供血流动力学和呼吸支持，直到进行溶栓或其他治疗（如手术切除或血栓抽吸）。尽管ECMO作为最后手段提供给高危PE患者是合理的，但应根据患者的个体情况来决定是否使用，同时要评估并发症风险，以避免不必要的治疗。

5．何时实施溶栓或取栓治疗

（1）溶栓的禁忌证

溶栓治疗的禁忌证通常来自心肌梗死患者的经验和相关指南，而不是专门针对PE的研究。目前尚不清楚这些禁忌证在血流动力学不稳定患者的导管溶栓治疗中适用的程度。然而，对于需要积极治疗但存在重大禁忌证的患者，避免使用溶栓治疗是合理的，尤其是当可以选择其他替代治疗（如血栓切除术或抽吸术）时。

（2）全身溶栓治疗

与抗凝治疗相比，全身溶栓能迅速减少血栓负荷，降低肺动脉压，改善右心室功能、动脉氧合和血流动力学状态，从而迅速恢复肺血流灌注。溶栓治疗的益处与患者的症状密切相关，通常能显著抵消出血风险。目前的指南明确支持对血流动力学不稳定且无禁忌证的PE患者进行静脉溶栓治疗。

最广泛使用的溶栓方案是在2小时内静脉注射100 mg阿尔替普酶（rtPA）。瑞替普酶和结缔组织纤溶酶也具有相似的疗效，溶栓过程中通常联合使用肝素。

尽管全身溶栓被推荐用于高危PE患者，但对于中危PE患者的使用仍存在争议。PE溶栓试验评估了中危PE患者使用纤溶（替奈普酶）治疗的效果，结果显示，纤溶治疗组死亡或血流动力学衰竭的可能性降低了56%。然而，这一益处是以显著增加大出血风险为代价的。因此，对于中高危PE患者，如果出血风险较低，考虑进行全身溶栓治疗是合理的。

由于对出血的担忧，研究也探索了使用半剂量溶栓的方案。一项试验对121例“中度”PE患者进行了研究，结果显示与单纯肝素治疗相比，小剂量rtPA治疗组在28个月后肺动脉高压显著降低，并且两组患者均未发生出血事件。尽管这一做法看似有吸引力，但半剂量溶栓的证据仍处于初步阶段。

目前的临床实践更倾向于在血流动力学失代偿阶段，或对于那些禁忌使用全身溶栓的患者，采用基于导管的技术或外科取栓术。全身溶栓治疗成功后，应继续进行抗凝治疗。如果全身溶栓无效，可考虑使用导管溶栓或血栓抽吸术/外科取栓术。

（3）导管溶栓治疗

由于全身溶栓治疗的局限性和并发症，治疗焦点逐渐转向可使用小剂量rtPA进行的导管溶栓治疗（catheter-directed thrombolysis，CDT）。标准CDT通过多侧孔导管将rtPA直接输送到肺动脉的血栓部位。此外，超声辅助溶栓（ultrasound-assisted catheter-directed thrombolysis，USAT）也被广泛使用，超声波可促进溶栓的效果，已有研究支持其有效性和安全性。然而，尚无前瞻性研究表明USAT优于标准CDT，相关随机临床试验仍在进行中。

对于有rtPA禁忌证的高出血风险患者，可以选择不使用溶栓剂的介入手术，如血栓抽吸术，通常是首选。CDT成功后，患者应继续进行抗凝治疗。如果CDT未能成功，可能需要考虑进行机械取栓术。

ULTIMA试验是第一个研究CDT治疗中危PE的试验，结果表明，与单纯抗凝治疗相比，USAT联合抗凝治疗24小时后显著改善了右心室功能，且两组均未发生重大出血事件。然而，实际应用中，CDT并非完全无风险，仍有可能发生出血事件，且个别病例可能出现由操作引起的心脏瓣膜损伤。最近对20项研究（2009 － 2017年）中接受CDT治疗的1 168例患者进行了荟萃分析，结果显示中危PE患者中合并大出血的发生率为1.4%，高危PE患者则为6.7%。

（4）血栓抽吸和/或外科取栓术

对于高出血风险的患者，血栓抽吸术是一个很好的治疗选择。介入治疗可以包括血栓粉碎或不使用溶栓剂的血栓抽吸，尽管其安全性和有效性仍存在争议。

传统的血栓粉碎方法使用旋转猪尾导管，但由于有远端栓塞的风险，通常需要进行辅助的血栓抽吸，因此仅推荐用于高危PE患者。血栓抽吸术可以单独进行，也可以作为导管溶栓的辅助手段。常用的血栓抽吸导管包括5F～9F的端孔导管或10F～14F的专用可定向抽吸导管。新型的大口径吸入系统，如Flowtriever（Inari Medical）和Indigo System CAT吸入导管（Penumbra Inc.），目前正在进行评估研究，未来有望成为重要的治疗工具。

外科取栓术通常用于那些无法使用溶栓治疗或溶栓治疗失败的PE患者，尤其是那些不适合介入治疗的患者。外科手术通常通过胸骨正中切开，使用常温体外循环打开主肺动脉，清除血栓物质，并检查右心腔是否有血栓。手术中如果发现卵圆孔未闭，则进行修补。外科取栓术能够迅速降低右心室后负荷，效果显著。近20年来，随着技术进步，手术死亡率已从30%下降至低于10%。手术后，应继续进行常规抗凝治疗。

（三）如何评估及处理腔静脉血栓形成/梗阻

IVC闭塞可由多种原因引起，包括髂股静脉血栓扩散、IVC滤器周围血栓形成、肿瘤压迫或侵袭等。其症状和体征主要集中在下肢，且无明确的诊断征象，因此常常被漏诊。值得注意的是，急性髂股静脉血栓延伸至IVC的患者预后较差，死亡率是未扩展患者的2倍。

在60%的病例中，SVC或无名静脉的闭塞常继发于纵隔淋巴结肿大或原发性纵隔恶性肿瘤的压迫，尤其是转移性肺癌。然而，随着中心静脉导管和心脏起搏器使用的增加，SVC闭塞的非恶性病因也迅速增加，已经超过了纵隔纤维化、肉芽肿性真菌病、既往纵隔放疗、胸骨后甲状腺肿大和主动脉夹层等传统非恶性病因。

IVC和SVC闭塞所导致的症状和体征，取决于静脉闭塞的持续时间、进展程度、范围及侧支循环的建立情况。症状的严重程度可能并不准确反映腔静脉狭窄或闭塞的程度，因此影像学检查对于明确诊断和制定治疗计划至关重要。

1．如何评估IVC

（1）影像学评估

对于疑似IVC梗阻的患者，初步影像学检查通常使用超声多普勒。然而，在肥胖患者或肠气过多的情况下，DUS可能会受到限制。在这种情况下，股静脉中看到相位丧失和波形变钝的间接证据，可能提示IVC的阻塞。一旦怀疑IVC闭塞，CT或MR静脉造影是进一步确诊和制定治疗计划的必要手段。在伴有肿瘤的患者中，MR成像通常优于CT。IVC血栓的解剖范围可根据受累部位（肾下、肾上或两者）及单侧或双侧髂静脉的受累情况进行分类。

SVC闭塞通过（DSA、CT静脉造影或MR静脉造影）成像分为4种类型，最初由Stanford 和Doty提出，每个均有不同的静脉侧支网络，具体取决于SVC阻塞的部位和程度。Ⅰ型为部分SVC阻塞，而Ⅱ型为完全或接近完全的SVC阻塞，奇静脉中的血流保持顺行。Ⅲ型为90%～100%的SVC阻塞，奇静脉血流反向，而Ⅳ型为广泛的纵隔中心静脉闭塞，静脉回流通过IVC。

虽然SVC本身无法直接观察，但可以通过中央静脉（如颈内静脉、锁骨下静脉和无名静脉）的DUS检查提示SVC闭塞。普通X线可发现潜在的肺部恶性肿瘤或纵隔肿块，这通常与SVC梗阻有关。然而，CT和MR静脉成像对于确认SVC闭塞和评估闭塞程度是必不可少的。

（2）确定肿瘤范围和功能状态

肿瘤压迫或侵入IVC是导致IVC闭塞的常见原因，尤其在慢性病例中，随着肿瘤逐渐压迫或侵入IVC，侧支循环逐渐形成。最常见的原发性IVC肿瘤是平滑肌肉瘤，通常影响50～60岁女性，且多发生在腔内，能够侵入周围结构并早期转移。其他肿瘤，如腹膜后肉瘤，通常从外部压迫IVC，最常见的是影响肾下IVC，但也可发生在任何部位。

IVC内的肿瘤血栓最常见于肾细胞癌，其中40%的病例可延伸至肾SVC，10%的病例可延伸至右心房。由于肿瘤的生长或外部压迫，IVC逐渐闭塞。尽管下肢肿胀在临床上不常见，但在急性病例中可见，约30%的患者会出现下肢肿胀。患者通常表现为腹痛、背痛、疲劳或其他与恶性肿瘤相关的非特异性症状。

对于肿瘤引起的IVC闭塞，治疗方法取决于肿瘤是否可切除及患者的功能状态和手术风险。CT、MR或PET扫描用于确定肿瘤的确切位置、范围及是否存在转移。如果肿瘤可局部切除且无转移，手术前应进行功能状态和手术风险评估，以决定是否可以进行肿瘤切除和IVC重建。

（3）评估症状的严重程度

对于慢性、良性IVC闭塞患者，其症状的严重程度受侧支循环开放程度的影响较大。侧支循环良好的患者症状可能较轻，通常仅表现为下肢肿胀。随着闭塞程度加重，症状可能包括静脉淤滞、溃疡和慢性背部及骨盆疼痛等。对于年轻且有静脉性跛行或生活方式受限的患者，临床分级对于评估静脉功能不全的严重程度及干预措施（如静脉内治疗或手术）至关重要。

对于临床4～6级或有生活质量影响的静脉性跛行患者，应根据症状的严重性制定治疗计划。保守治疗适用于CEAP临床1～3级的患者。

2．IVC分类

每年，美国约有5 000例IVC血栓形成病例。男性和女性的发病率分别为1.7/10万和1.8/10万。随着IVC滤器的使用增多，相关的血栓形成逐渐成为常见问题，尤其是许多滤器在置入后并未及时取出。长期来看，IVC滤器与7.3%的患者发生全血栓形成，5.2%的患者发生部分血栓形成。未经治疗的IVC血栓形成可能导致严重后遗症，包括高达90%的患者出现血栓后综合征，45%的患者出现静脉跛行，30%的患者可能发生PE，以及少数患者因血栓阻塞肾静脉导致肾衰竭。

IVC闭塞的处理方式取决于其发生的时间：如果症状出现少于14天，定义为急性IVC闭塞；如果症状持续15～28天，定义为亚急性IVC闭塞；如果症状超过28天，则为慢性IVC闭塞。

（1）急性/亚急性IVC闭塞

急性或亚急性IVC闭塞的体征和症状与髂股深静脉闭塞相似。早期，患者可能出现非特异性的背部、腹部或骨盆疼痛及生殖器肿胀，随后才会出现典型的下肢症状，如沉重、疼痛、肿胀、皮肤变色和抽筋等。急性IVC闭塞的危险因素与髂股静脉血栓的危险因素相同，但也有一些特有的危险因素，如先天性IVC畸形和无法取回的IVC滤器。

先天性IVC畸形（包括肾下或肾上/肝下腔静脉缺如）在普通人群中的患病

率为0.5%～1.0%，而在先天性心脏病患者中，这一比例为2%～3%。这些先天畸形患者中，60%～80%最终会发展为IVC闭塞。随着其他因素如高凝状态和静脉血栓形成的增加，血栓形成和侧支循环的加剧可能会导致症状加重。IVC滤器的放置、肿瘤压迫或侵袭等也可能导致IVC管腔阻塞和血栓形成，尽管这一过程通常是隐匿的，并且常伴随足够的侧支循环，使急性症状出现的机会较少。对于急性/亚急性IVC闭塞，抗凝治疗是主要的治疗手段，应在确诊时尽早开始。根据症状的严重程度和可能存在的恶性肿瘤，选择性地制定附加治疗方案。

（2）慢性IVC闭塞

IVC血栓通常在2周后开始纤维化，进而导致静脉狭窄或闭塞。根据髂股静脉的闭塞程度，慢性IVC闭塞的体征和症状多种多样，从无症状到表现为下肢静脉跛行、肿胀、脂肪性皮肤硬化及静脉溃疡等晚期慢性静脉功能不全的症状。孤立的下腔静脉闭塞可能无症状，尤其是当其发展缓慢时，因为通常伴随有侧支循环的建立。

未及时取回的IVC滤器是慢性IVC闭塞形成的最常见风险因素。其他易感因素包括高凝状态下的反复血栓形成、IVC受压或肿瘤侵袭，以及先天性畸形或闭锁。治疗慢性IVC闭塞的初始治疗为抗凝治疗，后续治疗应根据是否与恶性肿瘤或其他并发症相关进行调整。

3．如何处理IVC

（1）确定症状严重程度

在慢性、良性的IVC闭塞患者中，症状的严重程度差异很大，主要取决于侧支循环的开放程度。侧支循环良好的患者，症状可能仅限于下肢肿胀；而侧支循环不良的患者可能出现静脉淤滞、溃疡及慢性背部和骨盆疼痛等症状。对临床4～6级或有生活方式限制的静脉性跛行的年轻患者，应根据静脉功能不全的严重程度进行分级，并评估干预的储备（静脉内或手术治疗）。对于CEAP临床1～3级的患者，可采用保守治疗。

对于侵袭性肿瘤、远处转移、功能状态差或手术风险过高的患者，应给予姑息性治疗。IVC闭塞的姑息性治疗包括抗凝、分级弹力袜及姑息性肿瘤治疗。

（2）手术切除和重建

对于IVC直径小于60%的短节段（<7 cm）患者，肿瘤切除后可考虑补片静脉成形术。对于受累直径大于60%或受累长度超过7 cm的患者，或者周围侧支循环较差的患者，建议进行IVC置换术。应使用外部支持的ePTFE（耐压腹部受压），并选择直径12～20 mm的移植物。与动脉吻合术不同，建议将ePTFE环固定在静脉吻合口附近，以防止吻合口狭窄。据报道，5年通畅率可高达90%～92%。

IVC置换术面临的特有手术挑战包括控制髂腔汇合和异常的腰静脉解剖。对于跨肾旁下腔静脉置换术，可以在不重建肾静脉的情况下完成，前提是肾脏有侧支静脉引流。肾静脉再植术是防止肾衰竭的首选方法。对于肝后及肝上肿瘤/IVC切除和替换，可能需要额外的技术支持，如全肝血管隔离和选择性使用体外循环与低温。对于IVC慢性闭塞且侧支充足的患者，建议在不进行移植物置换的情况下进行肿瘤加肾下IVC切除术。

（3）可能的辅助治疗

传统上，手术切除被认为是治疗原发性平滑肌肉瘤及其他侵犯IVC的肿瘤的唯一方式。近年来，术前、术中及术后放射治疗和较新型的化疗药物已经与手术切除结合使用。其他腹膜后肿瘤可能也适合使用辅助治疗，具体取决于组织学类型。由肿瘤学家参与的多学科团队管理这些复杂患者的方案值得进一步研究。

（4）药物机械导管定向溶栓术（pharmacomechanical catheter-directed thrombolysis，PMCT）

对所有症状严重、急性/亚急性IVC闭塞或低出血风险的功能健全患者，CDT和/或药物机械导管溶栓应作为治疗选项。导管导向治疗相较于手术取栓和全身溶栓，在侵入性和安全性方面具有优势，已被证明是早期血栓清除的首选手术方式。血栓清除的程度会随着治疗开始时间与血栓形成之间的间隔增加而降低。观察性研究还显示，早期治疗可降低血栓后综合征的发病率，带来长期益处。然而，前瞻性研究（如ATTRACT试验）未能最终证明这一点，与美国胸科医师学会和AHA的指南存在一定矛盾。无论如何，ATTRACT试验的结果不应阻止在临床实践中使用PMCT治疗适当的急性IVC和/或髂股血栓形成患者。

（5）抗凝治疗

美国胸科医师学会建议对急性下肢近端DVT进行静脉抗凝治疗，并在诱发因素消失后给予3个月的口服抗凝治疗。对于DVT患者，抗凝治疗应延长至少12个月，并考虑长期维持治疗，特别是癌症患者。然而，IVC血栓形成尚无单独的管理指南。由于IVC闭塞负担较重，且即刻和长期发病率较高，因此急性期需要进行有效的抗凝治疗，并评估易感因素，积极纠正可改变的风险因素。在临床实践中，确诊后立即开始静脉注射普通肝素，然后转换为口服抗凝剂完成治疗过程。如果存在复发性血栓形成的高风险因素，可能需要长期甚至终生治疗。

在球囊静脉成形术 ± 支架植入术治疗IVC闭塞/狭窄后，围手术期应使用普通肝素抗凝治疗，以维持250～300 s的活化凝血时间，通常随后会改为治疗性LMWH，并开始长期口服抗凝剂。治疗持续时间取决于各种风险因素，如高凝状态、手术结果和静脉回流质量。尽管没有关于抗血小板治疗的明确指南，但其可能在IVC再通和慢性闭塞支架植入术后有所帮助，尤其是在再干预后。

（6）保守治疗

对于症状较轻的慢性IVC闭塞患者（CEAP临床1～3级），推荐使用保守治疗，包括压力袜、生活方式改变、下肢抬高和抗凝治疗。

（7）静脉成形术联合选择性IVC支架植入术

在使用CDT/PMCT治疗急性/亚急性IVC闭塞后，未治疗的残余管腔狭窄与高达73%的血栓再发生率相关，而在接受静脉成形术联合选择性IVC支架植入术的患者中，这一比例降低至13%。在现代临床实践中，多达60%的患者需要辅助性静脉成形术和支架植入术。IVC支架植入通常采用单管技术，常用Wallstent与大直径（20 mm）Gianturco支架（Cook Medical）结合使用，以增加径向力并加强Wallstent远端的支撑。

对于下腔静脉慢性良性闭塞患者，尤其是症状严重（CEAP临床C4～C6或有生活方式限制性静脉性跛行）的患者，应考虑静脉成形术和/或支架植入术。成功的干预可显著缓解症状，包括促进静脉溃疡的愈合。尽管技术上具有一定挑战性，但球囊静脉成形术和自膨式支架已被证明是安全有效的，36个月时的通畅率超过85%。这一技术与治疗May-Thurner综合征的髂静脉支架术类似。增加右颈内静脉通路通常有助于提供直通股–颈静脉通路，从而改善对高度纤维化髂腔段的溶解效果。自膨式支架如Wallstents和Gianturco支架在慢性闭塞常见的纤维化环境中应用较多。

血管内超声是识别纤维斑块并确认血管无明显病变的关键辅助检查手段。尽管已经提出多种用于重建髂静脉汇合处的支架配置（如双筒、侧面对接、侧面穿刺），但最佳方案是将支架伸入髂总静脉，并采用平行支架方式进入IVC进行重建。据报道，在一系列研究中，IVC再通的初步技术成功率为85%～90%。尽管在3年和5年时的主要通畅率分别为78%和52%，但即便在经历了复杂的静脉内重建后，二期通畅率仍可达到91%～93%。如果静脉内再通不可能或失败，则可考虑手术搭桥。

（8）手术搭桥

股静脉或髂静脉旁路用于IVC闭塞的开放手术重建极具挑战性。这些患者常伴有低静脉压、继发于腹股沟下部慢性血栓形成后的静脉流入不良，以及频繁的血栓形成倾向，这些因素均会降低手术通畅率。此外，环状ePTFE（扩展聚四氟乙烯）是唯一可用的、具备足够大口径和足够长度的导管，能够有效绕过这些长而闭塞的病变。成功绕过IVC闭塞能够显著缓解静脉淤滞症状并促进静脉溃疡的愈合。对于髂静脉闭塞患者，若选择通过IVC远端进行搭桥，与短段髂静脉或股静脉旁路的技术有所不同。研究表明，1年和5年的股静脉旁路的二次通畅率为76%和67%。因此，这类侵入性手术应仅考虑用于那些存在严重残疾且腔内重建未成功的患者。

（9）术后监测

在介入治疗后和出院前，患者应接受影像学检查以确认早期通畅性。可用的检查方式通常包括球囊静脉成形术和支架植入后的DUS，或开放手术重建后的CT或MR静脉成像。此后，应在第3个月、第6个月和第12个月进行相同模式的成像检查，之后每年检查一次。所有患者应穿戴有刻度的弹力袜。若发生血栓复发或狭窄，可能需要通过静脉内技术进行治疗。

4．SVC分类

在美国，症状性SVC闭塞的年发病人数约为15 000例。恶性肿瘤，尤其是肺癌和淋巴瘤，仍然是最常见的原因（占60%）。随着中心静脉导管使用的增加，良性SVC闭塞的病因已经从纵隔纤维化转变为主要与留置中心静脉导管相关的血栓形成。头部、颈部和上肢静脉充血的体征和症状依赖于静脉闭塞性疾病的持续时间、范围及开放的侧支循环情况。尽管SVC闭塞没有统一的定义，但急性、亚急性和慢性时间线的定义与其他大静脉闭塞/血栓形成相似：急性＜14天，亚急性14～28天，慢性＞28天，供治疗选择参考。

（1）急性/亚急性SVC闭塞

急性/亚急性SVC闭塞的常见病因包括导管相关血栓形成或因纵隔淋巴瘤快速扩大而受压。症状通常表现为劳累时的面部肿胀、头痛和呼吸急促。最常见的急性SVC闭塞原因是与长期留置静脉导管或起搏器相关的血栓形成。在终末期肾病患者中，未表现症状的SVC闭塞可能在创建动静脉通路时暴露，伴随上肢和颈部肿胀的快速发展。尽管肿瘤压迫引起的SVC闭塞可能引发急性症状，但通常会导致更为缓慢的临床表现。急性SVC闭塞的治疗应根据病因来决定，若为良性（如导管相关血栓形成）或与恶性肿瘤相关，治疗策略会有所不同。

（2）慢性SVC闭塞

慢性症状性SVC闭塞会导致头部和上肢静脉高血压隐匿性发展，表现为头部和颈部的胀满感、劳力性呼吸困难、端坐呼吸、头痛、头晕、晕厥或视觉症状。患者可能还会抱怨精神错乱或咳嗽。体格检查通常可见颈静脉扩张，面部、颈部或眼睑肿胀，胸壁侧支静脉突出，可能有瘀斑或面部发绀。症状也可能涉及上肢，出现肿胀和劳累感。恶性SVC闭塞的症状，除了头颈部静脉充血外，还可能包括咯血、声音嘶哑、吞咽困难、体重减轻、嗜睡或颈部肿块和淋巴结肿大。淋巴瘤患者可能还会出现发热和盗汗等症状。慢性良性SVC闭塞可由纵隔纤维化或肉芽肿性真菌病（如组织胞浆菌病）引起。曾接受纵隔、胸骨后甲状腺肿或主动脉夹层放射治疗的患者，亦可能导致慢性SVC闭塞。对于有血栓形成倾向的患者（如因子V Leiden突变或缺乏循环天然抗凝剂如抗凝血酶III、蛋白S和蛋白C等），静脉血栓形成的风险也会增加。慢性SVC闭塞的治疗应根据其病因（良性血栓形成或恶性肿瘤）来制定相应的管理方案。

5．如何处理SVC闭塞

（1）溶栓治疗

对于大多数症状严重、需要干预的良性急性/亚急性SVC闭塞患者，应考虑使用CDT。这些患者通常较年轻且身体功能良好，可能存在留置导管或可治疗的纵隔纤维化，无溶栓禁忌证。溶栓治疗后，应静脉注射普通肝素或低分子量肝素，接着使用华法林，以防止血栓复发并保护静脉侧支循环。由于担心诱发心动过缓，通常不在SVC中进行机械血栓切除术。如果血管内存在刺激性导管，理想情况下应将其移除，但在无其他通路的情况下，可以考虑保留。急性和亚急性患者的溶栓成功率较高。然而，单纯的溶栓治疗不足以解决急性SVC血栓形成，通常需要在溶栓成功后，进行球囊静脉成形术和支架植入术，以治疗溶栓后可能出现的潜在狭窄病变。

（2）治疗性放化疗

导致SVC闭塞的原发性纵隔恶性肿瘤包括纵隔淋巴瘤、甲状腺髓样癌或滤泡癌、胸腺瘤、畸胎瘤、血管肉瘤和滑膜细胞癌。致SVC闭塞的原发性胸部恶性肿瘤中，非小细胞肺癌占50%，其次为小细胞肺癌（22%）、淋巴瘤（12%）、转移癌（9%）、生殖细胞癌（3%）和胸腺瘤（2%）。

纵隔恶性肿瘤引起的SVC综合征通常在放疗、化疗或基于肿瘤组织学的联合放化疗后得到改善。约80%的患者在4周内症状消失，尤其是那些肿瘤对药物敏感的患者。放化疗应作为这些患者的一线治疗，通常不需要直接干预SVC。对于症状严重的患者，特别是需要放疗的患者，可能在开始放疗前进行球囊静脉成形术和支架植入术，因为放疗后可能引起SVC部位的炎症和肿胀加重。如果放化疗后症状严重且持续存在，则可进行静脉成形术和支架植入术，通常95%的患者会立即得到症状缓解，且症状缓解的持续时间较长，因此很少需要再次干预。

（3）切除潜在肿瘤

对于预期寿命超过1年的患者，尤其是患有淋巴瘤、胸腺瘤或甲状腺转移性髓样癌的患者，应考虑通过肿瘤切除和胸骨切开术进行 SVC 重建。通常，重建通过大口径环状 ePTFE 移植物完成。术前 MR 或 CT 静脉造影是确定完全切除肿瘤可行性的关键。对于无法完全切除纵隔肿瘤的患者，隐静脉移植术可以作为替代方法，用于头颈部静脉充血或静脉内介入失败的患者。

（4）评估症状严重程度并开始保守治疗

每位 SVC 闭塞患者均应采取保守治疗措施，以缓解静脉闭塞症状。无论症状的严重程度如何，保守治疗均可以作为轻度症状患者的唯一治疗手段。这些措施包括晚上抬高头部入睡、避免弯腰的日常活动，并避免穿着紧身衣物或紧领服装。利尿剂治疗是辅助措施，可以帮助减少颈部和头部的水肿，至少在短期内有效，计划进行明确治疗之前采用。对于症状较严重或持续存在的患者，需要进一步进行静脉成形术和支架植入术。

（5）抗凝治疗

由于缺乏明确的循证指南，短期内使用抗凝和/或抗血小板药物是 SVC 闭塞的常规治疗。干预者可以根据临床判断选择合适的抗凝药物和用药时间。大多数患者，特别是那些患有恶性肿瘤或导管相关血栓形成的患者，通常会接受 3 ～ 6 个月的口服抗凝治疗。而纵隔纤维化患者通常仅进行抗血小板治疗。在 SVC 旁路重建术后，通常在 24 小时内开始肝素抗凝治疗，并在出院前转换为口服抗凝治疗。无潜在凝血异常的大隐静脉或股静脉移植患者通常仅使用华法林 3 个月。而有潜在凝血障碍的患者或大多数使用长 ePTFE 移植物的患者则需要终生抗凝治疗。

（6）SVC 静脉成形术联合选择性支架植入术

在过去 20 多年里，SVC/无名静脉支架植入术的腔内治疗已成为恶性 SVC 闭塞的首选治疗方法，因其出色的症状缓解效果，并能满足这些患者短期的通畅需求预期。如今，腔内治疗也已成为良性 SVC 闭塞的一线治疗。大多数研究都强调，需要根据梗阻的病因和严重程度，结合溶栓治疗、球囊血管成形术和支架植入术进行个性化治疗，以实现 90% ～ 100% 的初始技术成功率。PTA 通常不单独进行，除非需要避免在无名静脉汇合处放置支架，但在治疗支架内再狭窄时起到了重要作用。在无专用静脉支架的情况下，大口径（10 ～ 16 mm）的自膨式支架，如Wallstents、Smart支架、Protégé支架、E*Luminexx、Sinus-XL和Zilver Vena支架已经被广泛应用。这些支架具有多种尺寸和长度，具有较高的灵活性和可用性。近年来，支架移植物已用于改善恶性SVC闭塞的通畅性，其症状缓解效果可与开放式重建手术相媲美。尽管球囊静脉成形术和支架植入术在早期取得了显著的成功，但根据报道，1年和3年时的主要通畅率分别为70%和44%，且需要二次干预以维持通畅。通过支架移植物治疗良性SVC狭窄的早期经验令人鼓舞，症状复发率显著降低（29% vs 60%，$P<0.05$），需要再次干预的比例也减少（15% vs 39%，12个月时）。

（7）开放搭桥术

对于无法开通或支架血栓形成后无合适腔内治疗选择的长期闭塞患者（Doty Ⅳ病变），应考虑进行开放性手术旁路治疗。由于良性SVC闭塞患者的预期寿命较长，一些学者倾向于选择开放手术治疗而非反复进行腔内干预。术前评估患者的症状严重性、生活质量和健康状况至关重要。应通过影像学检查确认并确定旁路手术的流入道，并建议对下肢进行超声检查以确定合适的静脉导管（如使用大隐静脉形成螺旋静脉导管或股静脉）。侧支移植物通常足以通过单个移植物从颈内静脉或无名静脉到SVC或右心进行减压。根据病因、导管和静脉重建的长度，开放式手术治疗SVC闭塞具有较好的长期效果和显著的症状缓解。在单中心研究中，所有移植物的5年一期和二期通畅率分别为45%和75%。在不同类型的移植物中，螺旋型大隐静脉表现最好，5年的二次通畅率可达到86%。

（8）监测

监测对于所有接受治疗的SVC闭塞患者至关重要，因为许多患者可能会因支架或旁路移植物的狭窄而导致症状复发。遗憾的是，超声多普勒只能提供关于胸腔内SVC、支架或旁路移植物通畅性的间接证据。因此，建议在治疗后的3～6个月、1年及之后每年进行常规造影或静脉造影，并在开放旁路术后出院前获取基线影像进行对比。MR静脉造影也是一个可选的监测手段，建议在出院后的3～6个月、1年及之后每年进行一次。

旁路移植物的通畅率与当前腔内干预的结果相似。根据笔者的临床经验，狭窄通常发生在治疗后的前1～2年，之后大多数移植物能够维持长期通畅。这与SVC支架植入术有所不同，因为后者往往需要长期持续的干预。对于无症状患者，通常可以通过影像学检查推断旁路移植物的通畅性，且第一年后的影像学检查仅需在出现症状或在已知存在显著狭窄的无症状患者中进行。

SVC支架内的狭窄机制可能包括内膜增生、纤维化、纵隔炎的外部压迫，或者恶性疾病中的肿瘤向内生长。由于恶性SVC闭塞患者的预期寿命较短，12个月内的总生存率仅为30%左右，因此这些患者通常不需要进行频繁的再干预，因此监测可相对放宽。而由纵隔炎引起的良性SVC梗阻患者的再狭窄发生率较高，需特别注意。

所有再次发生的狭窄均表现为症状性，需要通过静脉造影进行确认，并且常常需要重新进行介入治疗。这通常可以通过腔内手段完成，部分情况下也可以通过溶栓治疗SVC支架或旁路/介入移植物的急性闭塞。腔内干预仍然是改善移植物长期通畅率的重要辅助手段。

在接受静脉成形术或支架治疗的所有患者中，大约50%的患者需要在治疗后的前2年内至少进行一次再次干预。有些支架患者甚至可能每隔几个月就需要进行干预。后者的干预通常与由高压球囊血管成形术引起的再狭窄相关，这可能导致穿孔和危及生命的心包积液风险。对于这种危及生命的急性并发症，需要立即进行心包穿刺术，并结合支架移植物治疗。

四、如何处理血供重建术后下肢缺血（30天内）

本部分重点讨论开放手术或经腔内血管重建术的早期失败。早期失败是指发生在术后30天内，大多数发生在手术后的初期阶段，而未达到治疗目的。虽然已经尝试通过患者和疾病的特征来预测术后动脉、支架或移植物血栓的形成，但这些事件的发生通常是多因素的，诱发原因可能包括技术问题、解剖学限制、医源性损伤及以前未被识别的高凝状态。对于跛行或严重肢体缺血患者进行血供重建时，尽管症状的严重程度通常与患肢血管的状态密切相关，但血管重建失败往往会导致患者出现新发的缺血性静息痛。手术后，应该立即进行定期的监测，包括足背动脉搏动和多普勒信号的检查（如适用）。如果脉搏或多普勒信号发生任何变化，或出现新的或加重的缺血症状，应高度怀疑血供重建失败，并通过影像学检查进行确认。在极少数情况下，如果治疗前的症状较轻（仅有轻度跛行），而复发症状及踝肱指数与治疗前无明显变化，并且二次血供重建的成功可能性较小，则可能不建议再次进行干预。在考虑再次干预时，必须充分考虑患者的合并症、术后恢复情况及再手术的风险和预期效果。

- 如何及时确认、评估血供重建术后下肢缺血
- 如何处理血供重建术后下肢缺血
- 哪些原因可能导致血供重建术后下肢缺血

（一）如何及时确认、评估血供重建术后下肢缺血

如果对患者的临床状态评估提示再介入治疗是必要的，应立即对失败的血供重建术进行确认性成像，以便制定快速治疗方案。DUS通常是确定介入术后移植物或动脉闭塞的最快捷方法。在某些情况下，CTA可能有助于揭示失败的潜在原因，尤其是流入道方面的疾病，未被早期识别的病变。

对于移植物或介入部位出现血栓的患者，术后监测期间应保持高度警惕，因为再介入本身、动脉血栓切除术引起的内膜损伤、新生内膜增生或潜在的高凝状态，均可能增加血栓再形成的风险。通常，患者在术后第3个月、第6个月和第12个月进行常规监测，包括临床检查、踝肱指数测定和DUS监测移植物或动脉的通畅情况。

尽管经皮血管重建术治疗重症肢体缺血（critical limb ischemia，CLI）的技术成功率较高（约96%），但在某些情况下，5年无截肢存活率可低至41%。糖尿病患者在接受经皮治疗下肢动脉粥样硬化性疾病后，初级通畅率较低，可能与晚期远端动脉疾病有关。尽管再干预率较高，但糖尿病患者和其他具有高风险因素

的患者，通常能获得与短期二次通畅率和肢体保留率相当的结果。

经皮血管重建术后早期缺血症状的并发症包括最初未能修复病变（约4%）、动脉夹层、残余狭窄（约4%）和远端栓塞（约2.3%），最终导致30天内的截肢率为2%。尽管这些长期结果相对较差，但在早期经皮血管重建术失败后，采取积极措施恢复通畅性至关重要，除非再通的可能性极低。对于腔内重建术后小腿缺血的患者，应紧急返回手术室，进行诊断性动脉造影。除非先前的CTA成像或临床评估排除了抢救的可能性，否则通常应从对侧股总动脉进入，以治疗血栓和任何相关病变。

（二）如何处理血供重建术后下肢缺血

1．抗凝治疗

如果证实动脉或移植物血栓形成，应立即静脉注射肝素（剂量为75～100 U/kg），并持续静脉输注肝素，直至可以进行纠正性治疗。随后的处理取决于是否选择腔内再通手术或开放手术。

2．腔内治疗

诊断性动脉造影和CTA结合使用将有助于确认血管内挽救手术是否可行。一般而言，短期损伤，尤其是由血栓形成引起的损伤，更容易通过经皮血管重建术进行治疗。这些病变的原因可能包括医源性闭塞或狭窄、未完全治疗的动脉粥样硬化病变、血栓形成或远端栓塞。在评估时，应特别注意剩余部分的流入和流出动脉，以发现任何未曾识别或未曾治疗的病变。

从长期角度来看，相比于再次行腔内治疗，腔内介入治疗失败后进行外科搭桥手术可以显著提高无截肢生存率（45% vs 27%）。然而，如果血栓负担不大，腔内血供重建术的早期失败仍可以通过再次腔内治疗加以弥补。具体治疗策略应根据肢体的临床状况来决定。对于轻度缺血的情况，可以考虑CDT，前提是这种治疗不会增加截肢的风险。对于合适的患者，CDT在腔内治疗失败后的临床成功率较高，30天死亡率（4% vs 8%，$P=0.4$），但住院时间通常较长。由于恢复循环所需的时间长于开放手术，CDT不适用于肢体缺血威胁严重的患者。

血管内血栓清除术可以采用多种技术进行。通过导丝穿过血栓区域后，对于局灶性血栓形成，可以尝试使用吸引术；而对于较大范围的血栓，则可以尝试溶栓。在一项研究中，94例CLI患者中有31例接受了经皮机械血栓清除术，其手术成功率为68%。无终末期肾衰竭的患者预示着更高的成功率（风险比为3.3）。如果通畅性得到恢复且动脉造影显示残余狭窄，可以进一步进行球囊血管成形术或支架治疗。许多外科医生在治疗位于腹股沟下的血栓时，使用远端血栓保护装置。动脉粥样硬化碎屑引起的远端栓塞，可通过经皮血管血栓抽吸术进行挽救。如果发现之前未识别的流入动脉狭窄，应予以治疗。如果血栓切除不成功，或潜在病变不能通过血管内治疗方法解决，则应评估手术治疗指征，假设症状足够严重，需要更积极的干预。

流入道和流出道的病变可以通过血管成形术和支架进行修复，而静脉移植物狭窄或静脉瓣损伤通常对球囊血管成形术反应良好。通常情况下，吻合口狭窄不应在术后早期进行球囊血管成形术，因为此时缝合断裂和出血的风险较高，且有效治疗吻合口缺损的可能性较低。因此，这些病变应通过开放手术来治疗。对失败的腹股沟下动脉搭桥术进行球囊血管成形术，2年后的二次通畅率达到90%。对于移植物出现多处狭窄或需要在6个月内重新修复的移植物，进一步手术干预的风险较高。

如果近端或远端吻合口由于手术原因出现狭窄，则应将其打开并进行修整，常添加补片以防止狭窄。若远端吻合口严重受损或该节段存在严重的流出问题，可能需要移植至更远端的靶点。短期或局灶性静脉移植物狭窄可以通过静脉补片血管成形术进行治疗，而较长的狭窄病变应考虑使用同侧小腿、对侧小腿或上肢静脉移植。在进行搭桥修复术的同时，应适时进行DUS检查，排除任何手术中的问题或在过程中未曾发现的缺陷和狭窄。在同期进行的一系列搭桥失败患者中，经过二次手术（包括跳跃搭桥、吻合口狭窄修复和血栓切除）后获得了满意的结果。12个月时，一期通畅率为57%，辅助通畅率为76%，二期通畅率为82%。36个月时，一期通畅率为44%，辅助通畅率为70%，二期通畅率为80%。12个月和36个月的无截肢存活率分别为80%和65%。有威胁和急性闭塞的移植物的患者无截肢存活率与无威胁的移植物相似，且需要再干预的移植物（离搭桥时间

＞6个月）的患者存活率好于需要早期再干预的移植物（＜6个月）。

3．开放血供重建手术

如果无法进行经皮腔内治疗，通常需要进行及时的开放血管重建术以保全肢体。动脉造影或CTA用于评估是否存在可确定来源的病变，并选择适当的目标动脉进行搭桥。如果血栓区域位于腹股沟下，动脉造影的时机和执行方式至关重要，需确保显示胫骨段流入足部的目标血管。如果血栓形成发生在腹股沟上，则必须结合患者的整体手术风险，评估可接受的旁路起源动脉。

根据需要进行的搭桥类型，评估是否有足够的静脉通路。搭桥手术的时机取决于肢体缺血的严重程度及患者的医疗状况和合并症。对于血栓形成的病例，如果无法通过腔内治疗途径去除血栓，则可以考虑结合手术切除血栓和腔内再治疗的混合方法。

临床医生和患者应意识到，与腹股沟下动脉疾病患者的初次搭桥手术相比，经皮入路失败后的二次搭桥通常会产生更差的结果。正如重度肢体缺血旁路与血管成形术试验所报告的那样，接受一次旁路手术的患者，与接受二次旁路手术的患者相比，具有更好的无截肢存活率和保肢率（85% vs 73%），且在经皮入路失败后进行的二次旁路手术的中位随访期为7年。

4．其他替代方案

如果腔内或开放手术血运重建均不可行，则应继续进行静脉抗凝治疗，侧支循环改善后可能会缓解缺血症状。然而，根据缺血的严重程度，肢体丧失的风险仍然很高。在这种情况下，通过盲探胫骨远端血管寻找可用于旁路的流出血管，成功的机会通常较低。如果急性缺血不需要立即截肢，考虑应用替代治疗方案，如间歇加压或负压装置的使用。

（三）哪些原因可能导致血供重建术后下肢缺血

1．潜在的间隔室综合征

间隔室综合征的发生与血供重建术后急性缺血的严重程度及循环恢复的速度密切相关。小腿筋膜间室综合征可能会出现。后文将详细讨论筋膜切开术在间隔室综合征中的诊断和治疗作用。

如果腔内治疗失败的解剖学原因得到了成功治疗，则不太可能再次失败，应对患者进行标准监测。然而，如果未能发现导致腔内治疗失败的潜在解剖学原因，或持续存在的解剖学问题使得再次失败的可能性增大，则应评估患者是否存在潜在的血栓形成倾向，并根据需要进行抗凝治疗。

如果发现移植物血栓形成的解剖学原因，可考虑进行腔内治疗。此类病变可能包括流入和流出的动脉狭窄、静脉移植物狭窄或静脉瓣损坏。通常情况下，术后早期不建议对吻合口狭窄进行球囊血管成形术，因为可能存在缝合断裂和出血的风险，而有效治疗吻合口缺损的可能性较低。

2．移植物闭塞

动脉搭桥术后早期移植物失败的发生率为5%。在确认移植物血栓形成或闭塞时，应评估先前的DUS或CTA影像，特别是对旁路的流入和流出动脉进行评估，以确定是否存在未曾发现的因素导致移植物血栓形成。如果移植物完全闭塞，则应延迟动脉造影，直至移植物血栓清除后再进行造影；如果移植物仅部分闭塞或局部血栓形成，可以通过动脉造影选择适当的腔内治疗方案。动脉造影还可以帮助判断是否存在血流减少并显示移植物血栓形成的解剖学原因。在某些情况下，可以在此过程中对潜在病变进行血管内治疗。

移植物闭塞的原因可能包括流入和流出的动脉或吻合口狭窄、流出道不足、静脉移植物扭转，或被周围结构或血肿压迫等。如果动脉造影发现解剖学异常，可以进行腔内治疗或开放治疗。如果未发现解剖异常，则应进行高凝状态评估。

在围手术期早期发现移植物血栓形成时，患者应返回手术室接受开放式球囊导管取栓手术。一些手术人员建议使用术中溶栓取栓术，以减少对静脉移植物的创伤，但与球囊血栓切除术相比，其益处尚未得到充分证实。如果怀疑某一吻合口处血栓形成（尤其是远端吻合口），应首先切开该吻合口，清除血栓并修复其缺陷。通常需要切开两个吻合口以确保充分去除移植物内的血栓，尤其是当静脉移植物瓣处血栓形成时，血栓去除会变得更为困难。在人工血管移植物中，若有血栓形成，通过对人工血管进行切开取栓，可以有效去除血栓，而不会破坏其他吻合口。在需要额外血管通路时，应准备好对侧肢体进行操作。血栓切除后，必须进行完整的动脉造影，以确保彻底清除血栓并识别任何导致移植物血栓形成的潜在原因。随后的治疗方案将根据移植物血栓形成的解剖学原因决定。

3．其他原因

如果未发现明确的病变原因，应考虑高凝状态（血栓形成）是早期移植物失败的一个潜在因素。与动脉血栓形成风险增加相关的常见高凝状态包括抗凝血酶Ⅲ缺乏、抗磷脂综合征、蛋白C和蛋白S缺乏、活化蛋白C抵抗及凝血酶原基因突变。后文将进一步讨论血栓形成的诊断与治疗。移植物或动脉血栓形成也可能是由HIT引起的，这是一种常见的药物反应，特征为血小板激活并产生免疫球蛋白抗体。免疫反应通常是短暂的，血小板减少和HIT免疫试验阳性可证实这一点。在这种情况下，可以使用阿加曲班替代肝素。HIT的诊断与治疗将在后文中详细讨论，建议进行血液科会诊以评估并进行后续随访。

对于已接受移植或介入治疗且未发现明确血栓形成原因的患者，通常建议进行长期抗凝治疗（6~12个月）。虽然这一策略尚未得到强有力的文献支持，但它常作为预防血栓再形成的最后手段。在这些患者中，继续进行抗血小板治疗也有助于降低动脉粥样硬化的风险。对于已知具有血栓形成倾向的患者，通常需要根据其特定的病理状态进行长期口服抗凝治疗，以预防再血栓形成。

五、如何处理移植物及药物相关并发症

人工动脉移植物血栓形成或感染的患者可能会出现一系列体征和症状。血栓形成可能无症状，或在偶然检查中被发现；也可能导致严重的运动感觉障碍，需立即治疗，或者在这两种极端之间表现出多种中间形式。临床表现很大程度上取决于缺血的慢性程度和严重性。人工动脉移植物感染的发生率为1%～5%，其中腹股沟部位的感染率最高。移植物感染的表现可包括局部感染、全身症状或出血。局部感染的症状主要出现在腔外人工血管处，通常表现为手术部位红斑、肿胀、疼痛、脓肿或窦道形成。全身症状是移植物早期感染的常见表现（通常在术后4个月内），包括发热、寒战、身体不适，伴随白细胞增多和炎症标志物（如红

细胞沉降率和C反应蛋白）的升高，血培养常常为阳性。移植物感染引起的出血可能导致吻合口破裂或假性动脉瘤形成。

HIT是由肝素与PF4抗体形成引起的。即使没有形成抗体，肝素/PF4复合物也可能与B细胞结合，并激活补体，特别是在存在炎症或感染的情况下，这一过程可能会得到增强。在存在HIT抗体的情况下，肝素/PF4复合物通过FcγRIIA血小板受体引发强烈的血小板激活，导致凝血酶生成、血小板减少和血栓形成。本章节将详细讨论这些与移植物及药物相关的并发症，内容将涵盖以下几个方面。

- 如何处理动脉移植物/支架血栓形成
- 如何处理动脉移植物感染
- 如何处理肝素诱导的血小板减少症

（一）如何处理动脉移植物/支架血栓形成

1．如何通过影像学评估动脉移植物/支架血栓形成

成像的目标包括确认移植物/支架血栓形成，并评估流入和流出情况。非侵入性检查方法包括DUS、CTA、MRA和DSA。DUS是一种非侵入性方法，不需要造影剂或辐射，但其准确性依赖操作人员的技术水平。CTA具有无创性，易于获取，并且具有较高的分辨率；然而，其缺点是存在辐射暴露，且造影剂可能对肾脏造成毒性。MRA也提供较高的分辨率，且在无需造影剂的情况下可完成；然而，由于检查所需时间较长，它不适用于存在肢体威胁性缺血的急诊患者。DSA则在需要进行腔内介入治疗或其他成像方法无法提供足够解剖细节时使用，尤其适用于胫动脉，具有较高的诊断效能。

2．如何处理

（1）评估血栓是否需要治疗

偶然发现的、无症状的移植物或支架闭塞患者可考虑保守观察，但需要注意症状可能会发展或变得更加明显。对那些出现轻微跛行但未显著影响日常生活的

患者，也可选择保守治疗；对于生活质量明显受限的患者，若认为有可能，可以考虑进行血栓切除术。如果手术干预可显著改善症状，则推荐手术治疗。在决策过程中，需根据先前的影像学检查结果进行权衡。若影像学显示流出道功能不良并伴有低流量，简单的血栓切除术后复流的成功率较低。在这种情况下，如果存在更好的流出道，建议考虑用该血管作为旁路。对于多次尝试恢复血流但未明确发现闭塞原因的患者，额外的血供重建可能不会带来显著益处。

对于已知的移植物闭塞原因（如手术止血带问题、抗凝水平不足等），应尝试恢复血流。在这种情况下，应进行术后影像学评估以确认解剖部位。患有静息痛的患者应及时治疗，根据患者的症状类型、手术风险和可用的旁路血管进行干预。对于急性肢体缺血患者，应考虑紧急进行血供重建。

（2）观察

对于无症状或已决定采取姑息治疗的患者，可考虑观察。在无症状的移植物或支架血栓形成的患者中，若通过影像学检查偶然发现血栓形成，观察是适当的。如果担心血栓进展，虽然缺乏明确的证据，但在假体移植物患者中，通常建议进行短期抗凝治疗（几个月）。同时，应监测无症状患者或轻度跛行患者的病情变化，特别是在出现疼痛或感染症状时，需要及时调整治疗方案，以防感染恶化甚至截肢。

3．能否保肢

对于晚期出现严重瘫痪、无多普勒信号或肌肉僵硬（卢瑟福Ⅲ级ALI）的患者，血供重建通常无法带来显著益处。尽管在至少6小时以上的严重缺血情况下，缺血性损伤才会出现，但对于有良好侧支循环的PAD患者，时间窗可能会更长。对于无法保住的肢体，血供重建可能会导致严重的横纹肌溶解，应避免进行此类手术。如果出现晚期组织坏死或广泛感染，即使进行血供重建，肢体仍可能无法保全。在术后可行性不明确的情况下，血供重建通常是最佳选择，除非患者面临极高的手术风险。但即便如此，也可能需要进行截肢。

4．何时考虑截肢

对于被认为肢体不可挽救的患者，初步截肢并尽早进行康复治疗是最佳选择。一些方案已证明，在截肢后15天内患者即可下床活动，这要求术中放置硬石膏敷料，并在术后立即安装假肢。已制定的标准可帮助指导截肢后的选择方案。在决定截肢水平时，确保受影响肢体具有足够的灌注，并在患者就诊前评估其行走能力，至关重要。

5．何时抗凝

对于出现移植物或支架血栓并伴有急性缺血症状的患者，必须立即开始抗凝治疗，以防止血栓进展。在急性情况下，静脉注射肝素是首选治疗方案。肝素的给药方式为按体重计算的剂量，初始推注80 U/kg，然后持续输注18 U/（kg · h），目标PTT为60 ～ 80 s。肝素具有快速抗凝作用，易于调整，且半衰期短，必要时可以在手术或溶栓治疗期间停用。普通肝素通常为首选药物，因为它除了抗凝作用外，还具有血管扩张作用。对肝素过敏的患者，可使用替代药物，如直接凝血酶抑制剂。对于慢性肾脏病患者，阿加曲班（按体重计算，初始注射350 μg/kg，然后以25 μg/kg · min）输注）是急性抗凝的首选药物，因为它由肝脏代谢。然而，阿加曲班在肝功能不全的患者中禁用。在肝功能障碍但肾功能正常的患者中，可以使用比伐芦定（按体重剂量，推注0.75 mg/kg，然后以0.2 mg/kg · h）输注），因为它可被肽酶降解并通过肾脏部分排泄。

外科手术后抗凝治疗对于下肢血栓事件的有效性已经得到充分验证。对于首次发生的血栓形成，通常推荐3 ～ 6个月的抗凝治疗，尽管这一治疗时间尚未得到充分研究。对于无明确解剖原因或已经发现高凝状态的复发性移植物/支架血栓形成患者，可能需要终生抗凝。虽然目前大多数直接口服抗凝剂尚未被批准用于动脉血栓形成的治疗，但它们已被广泛应用于此类疾病中。华法林是最常用的抗凝药物，通常与肝素或低分子量肝素联合使用。

（1）高凝状态检查

在移植物或支架血栓形成原因不明的情况下，需根据本章的详细讨论进行高凝状态检查。如果确诊为高凝状态，或者在无解剖异常的情况下出现反复血栓形成（提示可能未发现的高凝状态），应考虑抗凝治疗。

（2）纠正首要病变

纠正首要病变是预防移植物或支架闭塞复发的关键。通常，这些病变可以通过经皮血管成形术或支架植入术进行治疗。然而，长期的吻合口狭窄或病变移植物狭窄可能需要通过开放手术修复。

6. 如何明确血供重建的意义

病程持续时间（＜14天）和缺血/神经功能受损的严重程度（卢瑟福急性缺血分级）是决定治疗方案的主要依据。通常，根据卢瑟福分级，治疗的优先级分为可选择治疗（卢瑟福Ⅰ级）、紧急治疗（卢瑟福Ⅱa级）和十分紧急治疗（卢瑟福Ⅱb级或Ⅲ级）。病情的严重程度取决于缺血持续的时间和侧支循环的开放程度。

对于可以保肢且移植物或支架血栓形成后无急性缺血症状的患者，应评估是否需要进行再通治疗。如果移植物或支架可挽救，可以考虑血栓切除术或溶栓术。无急性缺血的移植物或支架血栓常常直到很晚才被发现，因此这类患者通常推荐进行旁路搭桥手术。治疗应遵循血供重建的标准流程，包括评估手术风险和流入流出道的可用性。

使用CTA、MRA或DSA的动脉成像是手术计划的第一步。对于已接受血管内介入治疗的患者，尤其是TASC C级和D级病变，重复经皮介入治疗可能无法达到理想的通畅率。这类患者应考虑手术搭桥术。如果腔内治疗无法挽救支架，也可能需要改用开放手术。对于慢性血栓形成的移植物患者，可能也会从再次手术中获益。血管通路检查（包括上肢动脉）对于手术计划至关重要。

7. 哪些患者适合溶栓治疗

适合溶栓治疗的患者包括能够保肢且卢瑟福Ⅱa级急性缺血（如轻度感觉丧失，无肌肉无力，可见血管DUS信号）的患者，这类患者需要紧急进行血管重建。溶栓和开放血运重建术都可以考虑。适合溶栓的患者通常症状出现不超过14天。溶栓治疗使用溶栓剂（如组织纤溶酶原激活剂tPA）或辅助机械装置。导管定向输注溶栓剂可以避免开放手术，并允许经皮治疗吻合口、入路或移植物内的病变。静脉使用溶栓药物的缺点是恢复血流所需时间较长（24～48小时）。因此，卢瑟福Ⅱb级的严重缺血患者不应接受静脉溶栓治疗。溶栓的禁忌证包括近期大手术（或严重的出血并发症）和已知的颅内疾病。在溶栓治疗前应充分抗凝，以减少出血并发症的风险。

机械溶栓和药物溶栓结合的治疗方式已被应用于四肢急性威胁性缺血的患者，尽管手术血供重建的结果可能更好。

如果症状超过14天，溶栓治疗的成功概率较低，应进行血供重建评估。14天是一个参考标准，可能需要根据患者的手术风险和溶栓的风险/收益进行调整。超过14天后，溶栓治疗风险较高，成功率低，因此不建议用于移植物中的血栓形成，必须考虑进行旁路搭桥手术。如果血栓已经被清除，假体移植物仍可以通过开放手术进行调整。

8．何时采用血栓切除术或血栓抽吸

对于卢瑟福Ⅱb级（伴有轻度至中度肌肉无力的感觉丧失）的急性缺血患者，必须迅速恢复血流以挽救肢体。应紧急进行开放性血供重建或经皮机械血栓切除术，以防止肢体状况恶化。开放式血栓切除术首先需要通过适当的血管近端和远端阻断，之后使用合适大小的球囊血栓切除导管进行血栓清除。该操作可能需要反复进行，以实现通畅。环形剥离器可作为辅助手段清除黏附性强的血栓。血栓切除术后，应进行术中DSA，评估血流是否恢复。对于需要紧急血供重建的支架血栓患者，开放式血栓切除术和DSA是有效的，但应优先考虑开放性搭桥手术，而非腔内干预。对于手术风险较高的移植物或支架血栓患者，腔内治疗方法如药物机械血栓切除和血栓抽吸是可考虑的选择。

9．CDT治疗时需要注意什么

放置溶栓导管时，通常以0.5～1.0 mg/h的速度注入tPA。通过导管侧臂以500 U/h的速度输注肝素，以防止血栓在侧壁上形成。患者需入住ICU并密切监测溶栓治疗的效果，这包括监测纤维蛋白原水平、活化部分凝血活酶时间（activated partial thromboplastin time，APTT）和全血细胞计数等指标。若纤维蛋白原水平降至＜100 mg/dl、4小时内纤维蛋白原下降＞50%，或APTT＞60（表明肝素治疗过量），应停止溶栓治疗。还应定期进行神经系统检查，如出现头痛和恶心等症状，可能提示颅内出血。任何出现新发神经系统症状的患者应立即停止溶栓治疗，并进行头颅CT评估颅内出血情况。

在溶栓或血栓切除后，应进行完整的DSA检查，确定并纠正血栓形成可能引起的解剖异常。如果没有造成解剖损伤，应考虑进行高凝状态检查。移植物或支架闭塞的原因往往不仅与解剖因素相关。例如，患者如果在进行骨科手术时使用了止血带，可能会导致移植物或支架血栓形成。复发性血栓形成的患者可能需要终生抗凝治疗，以保持移植物或支架的通畅性。

10．手术补救是否值得

当吻合口远端血流不良时，对于长期放置的移植物，手术补救的可能性较低。然而，如果确定了合适的远端靶点且血流通路正常，搭桥手术仍然是可行的，即向靶点进行移植。当通道状态较差时，如血管移植物引起的小范围或弥漫性狭窄，挽救移植物的可能性也较低。对于有血栓支架、既往有支架挽救病史或无明确解剖原因的患者，支架再通可能无法获得理想的效果。

11．何时进行筋膜切开减压术

对于卢瑟福Ⅱa级急性缺血患者，是否需要进行筋膜切开术应根据血供重建的情况来决定，主要考虑缺血持续时间和再灌注损伤的风险。大多数卢瑟福Ⅱb级缺血的患者需要进行筋膜切开术。一般来说，对于持续急性缺血超过6小时或血供重建后出现脑室高压的患者，术中应进行筋膜减压。对于未进行筋膜切开术的患者，术后需要进行系列检查，尤其要关注筋膜间室综合征。第1、2个足趾之间的感觉丧失通常是筋膜间室综合征的首发症状，小腿前筋膜室通常是第一个受累的部位。其他症状包括足趾背屈时的疼痛、伴有CPK升高的疼痛加剧，以及任何运动或感觉障碍。

12．进行术后监测

术后监测对于提高搭桥术后的通畅率至关重要。许多研究表明，如果不进行适当的干预，移植物或支架血栓患者面临更高的重大截肢风险，而移植物或支架的良好保存对肢体存活至关重要。对高风险移植物进行经皮介入治疗，能够使通畅率达到＞80%。DUS可以识别支架或移植物内部的狭窄情况及吻合口狭窄，从而指导是否进行血管内干预，防止血栓形成。血管外科学会的指南建议，在术后第3个月、第6个月、第12个月及每年进行体检、踝臂指数测试和移植物监测

DUS（用于评估基线）。这些建议适用于腹股沟下部位的动脉移植物和支架，腹股沟下部位的DUS检查也是可选的。显然，对于任何出现症状改变且有下肢旁路移植或支架的患者，应尽早进行DUS检查。

（二）如何处理动脉移植物感染

1. 如何评估动脉移植物感染

（1）影像学检查

成像方式的选择取决于怀疑移植物感染的位置。对于腔内感染，CTA成像是首选方法。发现移植物感染的影像学表现通常包括移植物周围液体渗出及脂肪聚集。对于腔外移植物感染，DUS是一种廉价且微创的评估手段，而CTA则是一个有用的辅助工具。DUS表现可能包括移植物或吻合口周围的液体渗出（很少见空气气泡）。若影像学表现不确定，MRI有助于显示移植物周围的微小炎症变化，并有助于区分感染与血肿。F-FDG-PET（fluorodeoxyglucose positron emission tomography）/CT扫描或标记白细胞研究也可以用来确认可疑的血管移植物感染。与单独使用CT相比，PET扫描具有更高的诊断准确性。标记白细胞的研究在检测移植物感染方面的敏感性报告为60%～100%，但在术后早期，愈合组织中通常含有白细胞，导致较高的假阳性率。PET扫描的敏感性约为90%，特异性为70%。

（2）实验室检查

实验室检查可提示移植物感染，包括白细胞计数升高，以及炎症标志物（如红细胞沉降率和C反应蛋白）的升高。血培养应在开始使用广谱抗生素之前进行，以便为后续的集中治疗提供依据。尽管血流动力学不稳定的患者需要及时手术干预，但血培养依然是必要的。同时，术中应对移植物及其周围组织进行培养，并根据培养结果合理使用抗生素。后续治疗取决于感染是否累及主动脉移植物、主动脉内移植物或非主动脉移植物。

2. 什么情况时应当采取手术治疗

（1）血流动力学不稳定

当脓毒症或出血导致血流动力学不稳定时，应立即进行手术治疗。手术过程中需对感染灶的近端和远端进行阻断，控制出血后，再进行广泛清创以控制感染。

（2）手术适应证

在决定是否进行手术时，应评估患者的年龄、合并症、营养状况及其偏好和护理目标。该评估应迅速完成，尤其是在主动脉移植物感染导致血流动力学不稳定的情况下，除非患者被认为无法耐受手术，否则需进行紧急手术治疗。

（3）胃肠道出血

主动脉移植物感染伴随消化道出血时，移植物肠瘘的风险增加，因此需快速诊断，以防止大出血的发生。即使在没有明显消化道出血的情况下，若患者出现革兰阴性菌血症，也应高度怀疑移植物肠瘘的存在。

（4）存在内漏

若存在内漏，主动脉内移植物感染的患者应立即进行手术修复，以避免更大的破裂。治疗选择包括移植物的切除与保留，具体方案需根据感染的程度（如移植物本体或躯干感染）、致病微生物的毒性、吻合口假性动脉瘤的存在及患者的手术耐受性等多种因素综合判断。

3．如何处理动脉移植物感染

（1）明确感染范围

当影像学检查显示整个主动脉移植物或主动脉内移植物存在感染时，通常需要完全切除感染移植物，特别是当感染由致病微生物引起时。然而，如果感染局限于单侧肢体（如主动脉–股动脉搭桥术后），且感染范围较为局部，可以考虑保留移植物。

（2）抗生素治疗

对于那些存在手术禁忌证，无法进行外科干预的主动脉移植物感染患者，应优先加强抗生素治疗。尽管在无手术干预的情况下，主动脉移植物感染几乎总是会导致死亡，但抗生素治疗能够在一定程度上缓解症状并延缓病情发展。

（3）移植物切除

对于感染的主动脉移植物，外科治疗包括剖腹手术、动脉控制、切除所有感染的移植物成分、清除邻近感染组织，并进行血供重建。具体手术细节会根据感染的致病微生物的毒力而有所不同。对于因外周动脉搭桥移植物感染引起全身脓毒症、血管阻塞或并发出血的患者，应进行移植物切除。手术应包括移植物切除、周围组织清创及肢体血运重建，优先考虑使用自体血管以避免感染区域的再感染。若条件允许，可在新鲜未感染的平面上进行自体血管、冷冻保存材料或合成材料的解剖外搭桥，作为初步手术，之后再行感染区域的移植物清创与植入。

移植物应完全切除，特别是假体移植物，因为吻合口残留的少量移植物可能导致持续的感染与渗出。这可能需要使用自体或冷冻保存的组织进行补片血管成形术，而在不损害动脉管腔的情况下不建议一期关闭吻合口。

（4）经皮主动脉腔内引流

当影像学检查显示感染移植物周围存在液体积聚时，必须进行引流。对于血流动力学稳定且无内漏的主动脉移植物感染患者，术前可以考虑进行图像引导下的经皮引流，如引流感染的AAA囊内液体。如果条件允许，可以留置引流装置，直到进行明确治疗。引流液应送去培养，以指导抗菌治疗的选择。

（5）术后抗菌药物使用与移植物监测

抗生素治疗是动脉移植物感染治疗的关键环节。在获得培养结果后，应开始使用广谱肠外抗生素，覆盖革兰阴性和革兰阳性菌。根据血培养结果，可以进一步集中使用针对特定病原的抗生素。建议的抗生素治疗时长取决于感染的严重程度，一般为2周至6个月不等。其间应监测患者的红细胞沉降率和C反应蛋白等炎症标志物，因为它们的升高可能预示着感染的复发。对于严重感染、致病微生物毒力较强或存在其他高风险因素的患者，可能需要终生抑制性抗生素治疗。

4．应该如何选择手术方式

在患有恶性主动脉移植物感染的患者中，移植物切除后的血供重建可以通过搭桥或原位重建来进行。选择具体手术方式时需要考虑多个因素。对于手术高风险且具备合适主动脉瘤颈解剖条件的患者，临床通常优先选择分期治疗策略：先行腋-股动脉旁路术，再行瘤体切除移植物置换术。对于能够耐受主动脉移植物切除和股腘动脉重建的患者，这种方法有助于降低主动脉残端破裂的风险，因此是首选方案。在这些病例中，手术决策复杂，需要对手术风险进行细致评估。

解剖外搭桥术，即通过无菌非解剖平面绕过受感染的动脉或移植物，是最早被用于治疗主动脉移植物感染的一种方法。目前，该术式通常用于高风险患者，特别是面临致命性感染的患者，而不是广泛的单期主动脉重建。在此过程中，首先进行腋股动脉搭桥术以建立新的血流，除非患者在此术前需要紧急切除移植物。如果感染累及腹股沟区域，重建可能需要双侧腋窝－股动脉或腋窝－腘动脉旁路，以避开感染区域。第二阶段手术通常在术后第二天进行，受感染的移植物会被完全切除，周围感染组织也会一并清除。腹主动脉残端需要外缝合，并可使用大网膜覆盖。在此方法中，约有30%的患者会出现并发症，包括主动脉残端破裂、再感染和下肢截肢等。再感染发生率约为25%，通常发生在先前感染的移植物部位，而非解剖外搭桥的新搭桥区域。

对于适合手术的恶性主动脉移植物感染患者，原位重建是一种可选方案。此术式中，根据所需直径的不同，股腘静脉可用于动脉重建。自体静脉移植具有较高的长期通畅率和较低的再感染风险，同时避免了移植血管切除后主动脉残端破裂的风险。然而，静脉获取需要较长时间，通常需要两个手术团队，且因静脉切除时间过长可能导致下肢严重肿胀，发生率为15%～30%。鉴于自体静脉再感染的风险较低（报道中发生率低于2%），对于能够耐受此手术的患者，尤其是在存在致死性器官移植物感染时，建议考虑使用来自其他部位的静脉。

对于不适合手术切除移植物的患者，腔内引流可提供局部控制，抗生素则用于全身治疗。对于无法耐受全面移植物切除和血运重建手术，但能够忍受较小手术的患者，推荐使用此治疗方案。假设近端和远端封闭性良好，可以对局部受感染的囊腔进行彻底清创，并使用大网膜瓣覆盖以防止进一步的感染。此情况下，建议使用终生抑制性抗生素治疗。如果患者无法耐受任何手术，且腔内引流和抗生素无法有效控制感染，应考虑姑息治疗。

对于腹股沟移植物感染的患者，清除感染组织后可能无法获得良好的软组织覆盖。此时，使用肌瓣覆盖移植物部位可提高移植物保存率，降低发病率，尤其是截肢率。肌瓣（如缝匠肌、股直肌、腹直肌或股薄肌）通过填充潜在间隙、增加局部血液供应以促进愈合，并保护伤口和移植物免受污染，从而改善疗效。在其他部位，如果保留的移植物无法获得足够的软组织覆盖，也可考虑使用肌瓣。

（三）如何处理肝素诱导的血小板减少症

1. 如何评估HIT

怀疑HIT的患者应使用有效的“4Ts”临床评分系统（表5-3）进行评估。根据评分结果，HIT的临床发生概率可分为低、中和高概率，得分范围分别为0～3分、4～5分和6～8分。对于临床发生概率低的患者，可以继续使用肝素治疗；而对于中等或高风险的患者，应停用肝素并进行进一步的评估。

表5-3 4Ts临床评分系统

种类	2分	1分	0分
血小板减少症	血小板计数下降超过50%，且最低值≥20 000个/μl	血小板计数下降30%～50%或最低值10 000～19 000个/μl	血小板计数下降＜30%或最低值＜10 000个/μl
血小板数目下降的时间	在使用肝素后5～10天发病或者1天内发病（如果30天内有肝素接触史）	应用肝素大于10天或者1天内（如果31～100天内有肝素接触史）	应用肝素≤4天，近期无肝素接触史
血栓形成或其他后遗症	明确的新发静、动脉血栓、皮肤坏疽、静脉普通肝素推注后的急性全身反应	进行性/复发性血栓形成、非坏死性皮肤病变或疑似血栓形成	无
导致血小板减少症的其他原因	没有	可能存在	明确存在

低分，0～3分；中分，4～5分；高分，6～8分。以4个类别中的每一个得分来计算总分。

低概率4Ts评分（0 ～ 3分）的阴性预测值为0.998（95%*CI*＝0.970 ～ 1.000），这表明对于低概率的患者，临床医师无需进行进一步的诊断实验室检查即可排除HIT。此类患者可以安全地继续使用普通肝素或低分子量肝素，若有适应证，可继续用于治疗或预防动脉或静脉血栓形成。

中概率（4 ～ 5分）和高概率（6 ～ 8分）4Ts评分的阳性预测值分别为0.014（95%*CI*＝0.009 ～ 0.022）和0.64（95% *CI*＝0.40 ～ 0.82）。当4Ts评分≥4分时，具有较高的敏感性（0.99，95% *CI*＝0.86 ～ 1.00），但特异性较差（0.54，95% *CI*＝0.43 ～ 0.66）。因此，对于评分≥4分的患者，需进一步进行实验室检测。对于中高概率的患者（4Ts评分≥4分），应停用肝素或低分子量肝素；如患者正在接受急性静脉或动脉血栓的治疗，则应改用非肝素抗凝剂。

（1）HIT抗原检测（PF4 ELISA）

HIT的实验室检查通常包括HIT抗体的免疫分析或血小板活化的功能分析。免疫分析［如酶联免疫吸附分析（enzyme-linked immunosorbent assay，ELISA）］因其高灵敏度（＞99%）而广泛应用，操作简便，技术要求较低，但特异性中等（30% ～ 70%）。对于4Ts临床评分较高的患者（≥6分）且免疫检测阳性的，通常不需进一步测试，因为这已足以确认HIT的诊断。对于4Ts评分为4 ～ 5分且免疫检测阴性的患者，也不需要额外测试，因为这有效排除了HIT的可能性。

（2）HIT血小板功能测定

HIT血小板功能测试通过使用肝素、血浆和血小板进行5-羟色胺释放试验或血小板聚集试验来验证。相比免疫分析，这些功能测试更加复杂，通常只在专门的三级医院提供。虽然这些功能分析的敏感度低于免疫分析，但它们具有更高的特异性和阳性预测值。对于4Ts评分中等且免疫检测阳性的患者，功能测试尤为重要。在此类患者中，经过功能测试后的诊断概率为40% ～ 64%，因此功能检测具有重要价值。如果功能测试不可用，且免疫检测结果为阳性且4Ts评分为中等的患者，应假定为HIT。

2．需要手术的HIT患者如何抗凝

一些近期或既往诊断为HIT的患者可能需要接受经皮或开放血管手术。术中抗凝的选择将根据患者的血小板恢复情况和最新的肝素抗体免疫分析结果来决定。

无论患者是否需要额外的血管手术或干预，大多数急性HIT患者在治疗过程中需要使用非肝素抗凝药物，主要用于管理HIT相关的血栓并发症。根据美国胸科医师学会和英国血液学学会的建议，单纯性HIT患者通常需要4周的抗凝治疗，而合并血栓形成的HIT患者则建议治疗3个月。

抗凝药物的选择较为复杂，通常需要与血液学专家进行协商。该决策受多种因素的影响，包括慢性肾脏病或肝功能障碍等并发症。表5-4列出了在HIT患者中使用的常见非肝素抗凝剂及其基本药代动力学特性。

对于大多数临床上疑似中度至重度HIT的患者，阿加曲班作为治疗选项较为常见。阿加曲班是一种合成的直接凝血酶抑制剂，通过静脉注射并由肝脏代谢。阿加曲班通常以连续输注方式给药，剂量为2μg/kg · min，并通过监测APTT来调整（目标范围为1.5 ～ 3.0倍初始基线值）。对于肝功能不全的患者，需要显著调整剂量。

比伐芦定是一种直接凝血酶抑制剂，已获得FDA批准用于经皮冠状动脉介入治疗期间和PCI术后的HIT患者。虽然其在经皮冠状动脉介入以外的使用被认为是“超说明书”适应证，但比伐芦定在急性或亚急性HIT患者中，特别是需要经皮或开放血管重建的患者中，是一个合理的选择。

有些病例系列报告了在急性HIT患者中成功使用磺达肝素和直接口服抗凝剂。磺达肝素单药治疗可用于HIT的短期和中期抗凝，或者作为患者转换到VKA或直接口服抗凝剂之前的初始抗凝治疗。其他病例系列也描述了直接口服抗凝剂的成功使用，既可作为单一疗法，也可作为患者从肠外抗凝药物过渡到长期口服药物的选择。

VKA作为HIT的长期抗凝药物具有确切的作用。然而，VKA治疗应推迟至血小板计数恢复至正常水平后再开始，以避免因VKA导致的皮肤坏死风险。

确诊为HIT或HITT的患者可能需要经皮或开放血管手术。在这种情况下，术中抗凝通常使用阿加曲班或比伐芦定，特别是在动脉阻断前。推荐的给药方案会根据不同的手术类型而有所不同，具体方案见表5-5。

阿加曲班和比伐芦定冲洗液也被用作稀释液，如下文所示。有HIT病史的患者在进行心血管手术时，可以使用普通肝素进行抗凝，前提是免疫检测结果为HIT阴性，并且血小板计数已恢复至正常范围。然而，在再次接受肝素治疗的患者中，有2%～5%的患者可能会发生HIT复发。尽管阿加曲班和比伐芦定缺乏特异性的逆转剂，但在血管重建过程中使用这些直接凝血酶抑制剂时，术中并未观察到明显的出血问题。此外，术后大出血的风险依然非常低。

表5-4　HIT患者的短期抗凝治疗选择

抗凝剂	清除	半衰期	给药方案	监测
阿加曲班	肝脏	40～50分钟	静脉输注2μg · kg^{-1} · min^{-1}。在肝脏疾病、危重疾病和心脏手术后将注速度降低（0.5～1.2）μg · kg^{-1} · min^{-1}	维持aPTT（1.5～3.0）×基线值
比伐芦定	酶解/肾脏	25分钟	剂量未确定。建议（0.15～2.0）mg · kg^{-1} · h^{-1}，并根据肾和肝功能不全调整剂量。	维持aPTT（1.5～2.5）×基线值
磺达肝素	肾脏	17～20小时	基于体重的皮下剂量： 每天5 mg，＜50 kg 每天7.5 mg，50～100 kg 每天10 mg，＞100 kg	无
利伐沙班	肾脏	5～9小时	HIT中未确定剂量。已成功用作单一疗法或非肝素抗凝后用作长期药物。	无

注：HIT.肝素诱导的血小板减少症；aPTT.活化部分凝血活酶时间。

表5-5　HIT或HIT病史患者的术中抗凝选择

抗凝剂	术中给药剂量	监测	说明
阿加曲班	描述的给药方案： (1) 10 μg/kg 静脉推注，然后2.00 $\mu g \cdot kg^{-1} \cdot min^{-1}$输注 (2) 15 μg/kg静脉推注，然后5.00 $\mu g \cdot kg^{-1} \cdot min^{-1}$输注	调整以保持ACT≥200 s	阿加曲班冲洗液：0.5～10 mg/1 000ml生理盐水
比伐芦定	所述给药方案： 0.75mg/kg 静脉推注，然后1.75 $mg \cdot kg^{-1} \cdot h^{-1}$静脉输注	调整以保持ACT≥200 s	比伐芦定冲洗液：0.1 mg/ml生理盐水水
肝素	典型肝素剂量	调整以保持ACT≥200 s	如果患者有既往HIT病史，血小板计数已恢复且免疫测定仍为阴性，则短暂再次UH治疗可能是安全的

注：ACT.活化凝血时间；IV.静脉注射；HIT.肝素诱导的血小板减少症；UH.普通肝素。

参考文献

[1] DEVEREAUX PJ，SESSLER DI.Cardiac complications in patients undergoing major noncardiac surgery.N Engl J Med，2015，3373：2258-2269.

[2] FLEISHER LA，FLEISCHMANN KE，AUERBACH AD，et al.2014 ACC/AHA guideline on perioperative cardiovascular evaluation and management of patients undergoing noncardiac surgery：a report of the American College of Cardiology/American Heart Association Task Force on Practice Guidelines.Circulation，2014，130：e278-e333.

[3] AREPALLY GM.Heparin–induced thrombocytopenia.Blood，2017，129（21）：2864-2872.

[4] KHANDELWAL S，LEE GM，HESTER CG，et al.The antigenic complex in HIT binds to B cells via complement and complement receptor 2（CD21）.Blood，2016，128（14）：1789-1799.

[5] MISKOVIC A，LUMB AB.Postoperative pulmonary complications.Br J Anaesth，2017，118：317-334.

[6] JAMMER I，WICKBOLDT N，SANDER M，et al.Standards for definitions and use of outcome measures for clinical effectiveness research in perioperative medicine：European Perioperative Clinical Outcome（EPCO）definitions：a statement from the ESA-ESICM joint taskforce on perioperative outcome measure.Eur J Anaesthesiol，2015，32：88-105.

[7] STONE NJ，ROBINSON JG，LICHTENSTEIN AH，et al.2013 ACC/AHA guideline on the treatment of blood cholesterol to reduce atherosclerotic cardiovascular risk in adults：a report of the American College of Cardiology/American Heart Association Task Force on Practice Guidelines.Circulation，2014，129：S1-S45.

[8] BIBBINS-DOMINGO K，GROSSMAN DC，CURRY SJ，et al.Statin use for the primary prevention of cardiovascular disease in adults：US Preventive Services Task Force Recommendation statement.JAMA，2016，316（19）：1997-2007.

[9] CONNORS JM.Thrombophilia testing and venous thrombosis.N Engl J Med，2017，377：1177-1187.

[10] Polycythemia vera：the natural history of 1213 patients followed for 20 years.Gruppo Italiano Studio Policitemia.Ann Intern Med，1995，123：656-664.

[11] HENNRIKUS D，JOSEPH AM，LANDO HA，et al.Effectiveness of a smoking cessation program for peripheral artery disease patients.Peripheral artery disease.J Am Coll Cardiol，2010，56（25）：2105-2112.

[12] DUVAL S，LONG KH，ROY SS，et al.The contribution of tobacco uses to high health care utilization and medical costs：a state based cohort analysis.J Am Coll Cardiol，2015，66（14）：1566-1574.

[13] BENJAMIN EJ，BLAHA JM，CHIUVE SE，et al.Heart disease and stroke statistics-2017 update：a report from the American Heart Association.Circulation，2017，135：e146-e603.

[14] North American Symptomatic Carotid Endarterectomy Trial Collaborators，BARNETT HJM，TAYLOR DW，et al.Beneficial effect of carotid endarterectomy in symptomatic patients with high-grade carotid stenosis.N Engl J Med，1991，325：445-453.

［15］JENKINS JS，STEWART M.Endovascular treatment of vertebral artery stenosis.Prog Cardiovasc Dis，2017，59：619-625.

［16］CROWLEY F，BROWN MM.Percutaneous transluminal angioplasty and stenting for vertebral artery stenosis.Cochrane Database Syst Rev，2000，（2）：CD000516.

［17］BLAISDELL FW，HALL AD，THOMAS AN，et al.Cerebrovascular occlusive disease.Cal Med，1965，103：321-329.

［18］DANIEL VT，MADENCI AL，NGUYEN LL，et al.Contemporary comparison of supra-aortic trunk surgical reconstructions for occlusive disease.J Vasc Surg，2014，59（6）：1577-1582，1582.e1-e2.

［19］ZANOTTI G，REECE TB，AFTAB M.Aortic arch pathology surgical options for the aortic arch replacement.Cardiol Clin，2017，35：367-385.

［20］HIRATZKA LF，BAKRIS GL，BECKMAN JA，et al.American College of Cardiology Foundation/American Heart Association Task Force on Practice Guidelines.2010 ACCF/AHA/AATS/ACR/ASA/SCA/SCAI/SIR/STS/SVM guidelines for the diagnosis and management of patients with Thoracic Aortic Disease：a report of the American College of Cardiology Foundation/American Heart Association Task Force on Practice Guidelines，American Association for Thoracic Surgery，American College of Radiology，American Stroke Association，Society of Cardiovascular Anesthesiologists，Society for Cardiovascular Angiography and Interventions，Society of Interventional Radiology，Society of Thoracic Surgeons，and Society for Vascular Medicine.Circulation，2010，121（13）：e266-e369.

［21］NIENABER CA，KISCHE S，ROUSSEAU H，et al.Endovascular repair of type B aortic dissection：long-term results of the randomized investigation of stent grafts in aortic dissection trial.Circ Cardiovasc Interv，2013，6（4）：407-416.

［22］HUGHES GC.Management of acute type B aortic dissection；ADSORB trial.J Thorac Cardiovasc Surg，2015，149（2）：S158-S162.

［23］HIRATZKA LF，BAKRIS GL，BECKMAN JA，et al.2010 ACCF/AHA/AATS/ACR/ASA/SCA/SCAI/SIR/STS/SVM Guidelines for the diagnosis and management of patients with Thoracic Aortic Disease：a report of the American College of Cardiology Foundation/American Heart Association Task Force on Practice Guidelines，American Association for Thoracic Surgery，American College of Radiology，American Stroke Association，Society of Cardiovascular Anesthesiologists，Society for Cardiovascular Angiography and Interventions，Society of Interventional Radiology，Society of Thoracic Surgeons，and Society for Vascular Medicine.Circulation，2010，121：e266-e369.

［24］OLSSON C，THELIN S，STAHLE E，et al.Thoracic aortic aneurysm and dissection：increasing prevalence and improved outcomes reported in a nationwide population-based study of more than 14，000 cases from 1987 to 2002.Circulation，2006，114：2611-2618.

［25］GIANFAGNA F，VERONESI G，TOZZI M，et al.Prevalence of abdominal aortic aneurysms in the general population and in subgroups at high cardiovascular risk in Italy.Results of

the RoCAV population based study.Eur J Vasc Endovasc Surg，2018，55：633-639.
[26] HERNESNIEMI JA，VÄNNI V，HAKALA T.The prevalence of abdominal aortic aneurysm is consistently high among patients with coronary artery disease.J Vasc Surg，2015，62：232.e3-240.e3.
[27] OLSSON C，THELIN S，STÅHLE E，et al.Thoracic aortic aneurysm and dissection：increasing prevalence and improved outcomes reported in a nationwide population-based study of more than 14，000 cases from 1987 to 2002.Circulation，2006，114：2611-2618.
[28] EGGEBRECHT H，PLICHT B，KAHLERT P，et al.Intramural hematoma and penetrating ulcers：indications to endovascular treatment.Eur J Vasc Endovasc Surg，2009，38：659-665.
[29] BEEBE-DIMMER JL，PFEIFER JR，ENGLE JS，et al.The epidemiology of chronic venous insufficiency and varicose veins.Ann Epidemiol，2005，15（3）：175-184.
[30] CRIQUI MH，JAMOSMOS M，FRONEK A，et al.Chronic venous disease in an ethnically diverse population：the San Diego Population Study.Am J Epidemiol，2003，158（5）：448-456.
[31] HULL RD，STEIN PD，GHALI WA，et al.Diagnostic algorithms for deep vein thrombosis：work in progress.Am J Med，2002，113（8）：687-688.
[32] ROSENDAAL FR.High levels of factor VIII and venous thrombosis.Thromb Haemost，2000，83（1）：1-2.
[33] KAHN S，HOUWELING A，GRANTON J，et al.Long-term outcomes after pulmonary embolism.Blood Coagul Fibrinolysis，2014，25（5）：407-415.
[34] Centers for Disease Control and Prevention.V enous Thromboembolism（Blood Clots）.Atlanta，GA：CDC；2015.www.cdc.gov/ncbddd/dvt/data.html.Accessed April 2，2018.
[35] TAI NRM，RASMUSSEN TE.Epidemiology of vascular injury.In：Rasmussen TE，Tai NRM，eds.Rich's Vascular Trauma.3rd ed.Philadelphia，PA：Elsevier，2016：13-20.
[36] WHITE JM，STANNARD A，BURKHARDT GE，et al.The epidemiology of vascular injury in the wars in Iraq and Afghanistan.Ann Surg，2011，253（6）：1184-1189.
[37] U.S.Renal Data System.2017 USRDS annual data report：epidemiology of kidney disease in the United States.Bethesda，MD：National Institutes of Health，National Institute of Diabetes and Digestive and Kidney Diseases，2017.
[38] Vascular Access Work Group.Clinical practice guidelines for vascular access.Am J Kidney Dis，2006，48（suppl 1）：S248-S273.
[39] RICOTTA JJ，ABURAHMA A，ASCHER E，et al.Updated society for vascular surgery guidelines for management of extracranial carotid disease.J V asc Surg，2011，54（3）：e1-e31.
[40] MOGHADAMYEGHANEH Z，SGROI MD，CHEN SL，et al.Risk factors and outcomes of postoperative ischemic colitis in contemporary open and endovascular abdominal aortic aneurysm repair.J V asc Surg，2016，63（4）：866-872.
[41] ULTEE KH，ZETTERVALL SL，SODEN PA，et al.Vascular Study Group of New England.

Incidence of and risk factors for bowel ischemia after abdominal aortic aneurysm repair.J V asc Surg, 2016, 64 (5): 1384-1391.

[42] GREENBERG R, EAGLETON M, MASTRACCI T.Branched endografts for thoracoabdominal aneurysms.J Thorac Cardiovasc Surg, 2010, 140 (6 suppl): S171-S178.

[43] KRON IL, HARMAN PK, NOLAN SP.The measurement of intra-abdominal pressure as a criterion for abdominal re-exploration.Ann Surg, 1984, 196: 28-30.

[44] LOFTUS IM, THOMPSON MM.The abdominal compartment syndrome following aortic surgery.Eur J V asc Endovasc Surg, 2003.25: 97-109.

[45] LIEM TK, Y ANIT KE, MOSELEY SE, et al.Peripherally inserted central catheter usage patterns and associated symptomatic upper extremity venous thrombosis.J V asc Surg, 2012, 55 (3): 761-767.

[46] KAHN S, HOUWELING A, GRANTON J, et al.Long-term outcomes after pulmonary embolism.Blood Coagul Fibrinolysis, 2014, 25 (5): 407-415.

[47] Centers for Disease Control and Prevention.V enous Thromboembolism (Blood Clots) .Atlanta, GA: CDC; 2015.www.cdc.gov/ncbddd/dvt/data.html.Accessed April 2, 2018.

[48] CHEN JC, BONGARD F, KLEIN SR.A contemporary perspective on superior vena cava syndrome.Am J Surg, 1990, 160 (2): 207-211.

[49] DAVIES MG, EL-SAYED HF.Objective performance goals after endovascular intervention for critical limb ischemia.J Vasc Surg, 2015, 62: 1555-1563.

[50] STEPT LL, FLINN WR, MCCARTHY WJ III, et al.T echnical defects as a cause of early graft failure after femorodistal bypass.Arch Surg, 1987, 122 (5): 599-604.